石丸昌彦［著］

# 不安と孤独の処方箋

## 病の教訓、聖書のヒント

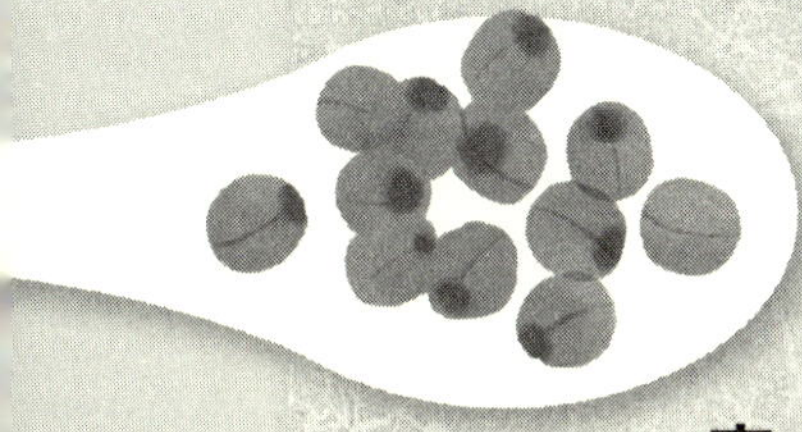

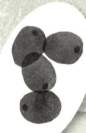

日本キリスト教団出版局

大切なことを教えてくださった方々へ

# はじめに

「いつも気持ちよくいたい」

そんなことができるでしょうか。

「いつも気持ちよくいる」ということが、およそ何の不安も感じることがないという意味だったら、それはどだい無理な相談です。後で述べるとおり、不安という感情は私たちが生きていくために必要なものであり、必要な不安を感じることが私たちの生きている証ですらあるからです。

人間が人間である限り、不安なしに生きていくことはできません。それなら「いつも気持ちよくいたい」というのは不可能なむなしい願いであるかといえば、あながちそうでもないのです。不安をなくすことはできませんが、不安を抱えながらも気持ちよくいることなら工夫次第でできるでしょう。

「矛盾している」と言われそうですね。不安は嫌な気持ちを伴うものですから、不安を抱えていながら気持ちよいということはあり得ない、確かにそうかもしれません。

けれどもそこで私たちの視点を少しだけずらし、自分自身を見おろすように構えてみたらどうでしょうか。不安を抱えて右往左往することは織り込みずみ、そうして一生懸命生きる自分を微笑んでねぎらうような姿勢をとれたなら、一段上の層の安心感に気づくことができるはずです。

実際、私たちは不安を抱えながらも充実していることができますし、困難に振り回されて疲れきった一日の終わりに、感謝をもって床につくこともできるのです。不安や困難があったからこそ、なおさら充実と感謝が身にしみるということもあるでしょう。

『夜と霧』の著者であり、アウシュヴィッツの生存者として知られるフランクルが、著書『それでも人生にイエスと言う』（山田邦男・松田美佳訳　春秋社）の中でベンガルの詩人タゴールの詩を引用しています。

私は眠り夢見る、
生きることがよろこびだったらと。
私は目覚め気づく、
生きることは義務だと。

私は働く——すると、ごらん、
義務はよろこびだった。

幸せは目的ではない、とフランクルは言います。幸せを追いかけると、それは逃げてしまう、そう言ってもよいかもしれません。「気持ちよい毎日」も同じことで、それを望むからこそ、それを追うべきではないのです。もっと大事な別のことに専心するうちに、それはいつの間にか副産物として与えられているでしょう。「もっと大事な別のこと」とは何か、それはそれぞれが自分の人生の中で見いだすべきものですが、それを見いだすべく努力すること自体が「もっと大事な別のこと」と深く関わっていることは間違いありません。

大事なもの探しは一人一人にお任せするとして、この本では不安や孤独はそれほど怖がらなくてもいいのだということについて、精神医学の経験を踏まえながらお伝えしてみたいと思います。もちろん、放っておいてはいけない不安があり、生存の危機をもたらす孤独もあるのですから、一概に軽く見るわけにはいきません。しかし私たちの通常の日常生活に話を絞るなら、不安や孤独に対処するコツの一つは、それらをむやみに怖がらず、目を大きく見開いてとっくり眺めてみることだろうと思います。

よく見みれば正体が見えてくるでしょうし、思いがけない発見もあることでしょう。その結果、不安を飼い慣らすことができ、孤独を少しだけ好きになることができたなら、いつも気持ちよくいることに一歩近づいたと言えそうです。

本題に入る前にもう一つ、精神医学と本書の副題に掲げた聖書の信仰との関係に触れておきましょう。精神疾患をはじめとする心の問題には昔からまぎらわしい面があり、ともすれば混乱を招きがちでした。そのまぎらわしさとは、左記の問いに表されるものです。

「それは医師に相談すべき問題か、それとも牧師に相談すべき問題か」

この問いに長い歴史のあることとは、英語などで精神医学を表すpsychiatry《サイカイアトリ》という言葉の語源が示しています。この言葉はギリシア語の精神（ψυχή［プシュケー］）と医学（ιατρός［イアトロス］）の組み合わせでできていますが、ψυχή は「魂、霊魂」とも訳せる言葉です。このことに象徴されるとおり、心の働きを脳という臓器の活動と見るか、身体に還元されない霊的な現象と見るかについては、古くからさまざまな議論がありました。そして日本語の「心」という言葉は、身体性と霊性の両面をカバーすることによって、事態の複雑さを象徴するものとなっています。

この問題は哲学者や神学者を悩ますばかりでなく、私たちの日常生活にも影響を及ぼしてきました。例えば「うつ」で気持ちの落ち込んだ人がいたとしましょう。この人に対して、「医者や薬に頼ってはダメ、祈って治しなさい」と忠告する人が一方にあります。これを聞いた医者の方では、「そんなことだから、宗教は信用できないのだ。教会通いは中止してクリニックに通いなさい」と助言したくなるでしょう。右と左、正反対の言葉に引き裂かれて、本人の悩みはいっそう深くなります。以前はよく耳にし、最近でも時々聞かれる悩みです。

こうした悩みに対しては、「医師のものは医師に、神のものは神に」お返しするようすすめたいと思います。これは「皇帝のものは皇帝に、神のものは神に」という主イエスの言葉（マタイによる福音書22章21節など）の援用ですが、決して不真面目にもじっているわけではありません。

例えばうつ病に陥った人の場合、脳の中で物質レベルの不具合が起きており、それを修正するうえで抗うつ薬が有効なのは事実です。うつ病のつらい症状を和らげて回復させるため、医者の助言に従うのは合理的で賢明な選択です。

同時にうつ病の患者さんは、なぜ今このときに自分がこの病に陥ったかを自問し、人生におけるそのことの意味を問うでしょう。こうしたスピリチュアルな問いに対する答えは、医学の中にはありません。そして答えを求める作業にあたって、牧師や教会はきっと頼りになるはずです。

このあたりのことを、私が所属する教会を開拓伝道から起こされた小川貞昭先生という牧師さんは、「出る幕論」という言葉で教えてくださいました。小川牧師は深い信仰に支えられた祈りの人でしたが、「いくら私だって、テレビが壊れたときは祈ってないで、電気屋さんを呼ぶんですよ。出る幕が違うんです」と笑って語られたものです。

テレビのことなら電気屋さん、健康のことならお医者さん、そして魂のことなら牧師さん、そうしたわきまえの参考に、本書を用いていただけたら幸いです。

もくじ

## 第2章 病気が与えるさまざまなヒント

## 第4章 折れないこころを養うヒント

◇聖書の書名や引用箇所は、『聖書　新共同訳』（日本聖書協会）に準拠しています。

装幀　ロゴス・デザイン　長尾優

# 第1章

# 病気と健康の基礎知識

## 1　精神疾患は増えているか

まずはグラフをご覧ください。一九五五（昭和三〇）年という懐かしい時代から平成の中頃、二〇〇五（平成一七）年まで、日本人がどんな病気でどれほど医療を利用したかを、経年推移で見たものです。

グラフの中で、年とともに急速に減少を示した病気が結核です。かつては国民病と呼ばれ、とりわけ多くの有為の若者の命を奪った恐ろしい病気でしたが、社会の安定と経済の発展に伴って国民の衛生状態や栄養状態が改善し、そこに治療薬や予防接種法の進歩が加わるなど、いわば社会の総合力によって制圧に近づいてきました。結核に代表される多くの感染症が同様に減少に向かい、人々が昔ほどの危機感をもたなくなったところへ、どっこい感染症はまだまだ油断なりませんよと警鐘を鳴らしたのが、近年の新型コロナ禍だったというわけです。

感染症と入れ替わるようにして高血圧、糖尿病、悪性腫瘍などいわゆる生活習慣病が、右肩上がりに増えてきています。感染症から生活習慣病への健康問題のシフトは、私たちの生活実感とも一致しているでしょう。そして、これと歩調を合わせるように増えてきたのが

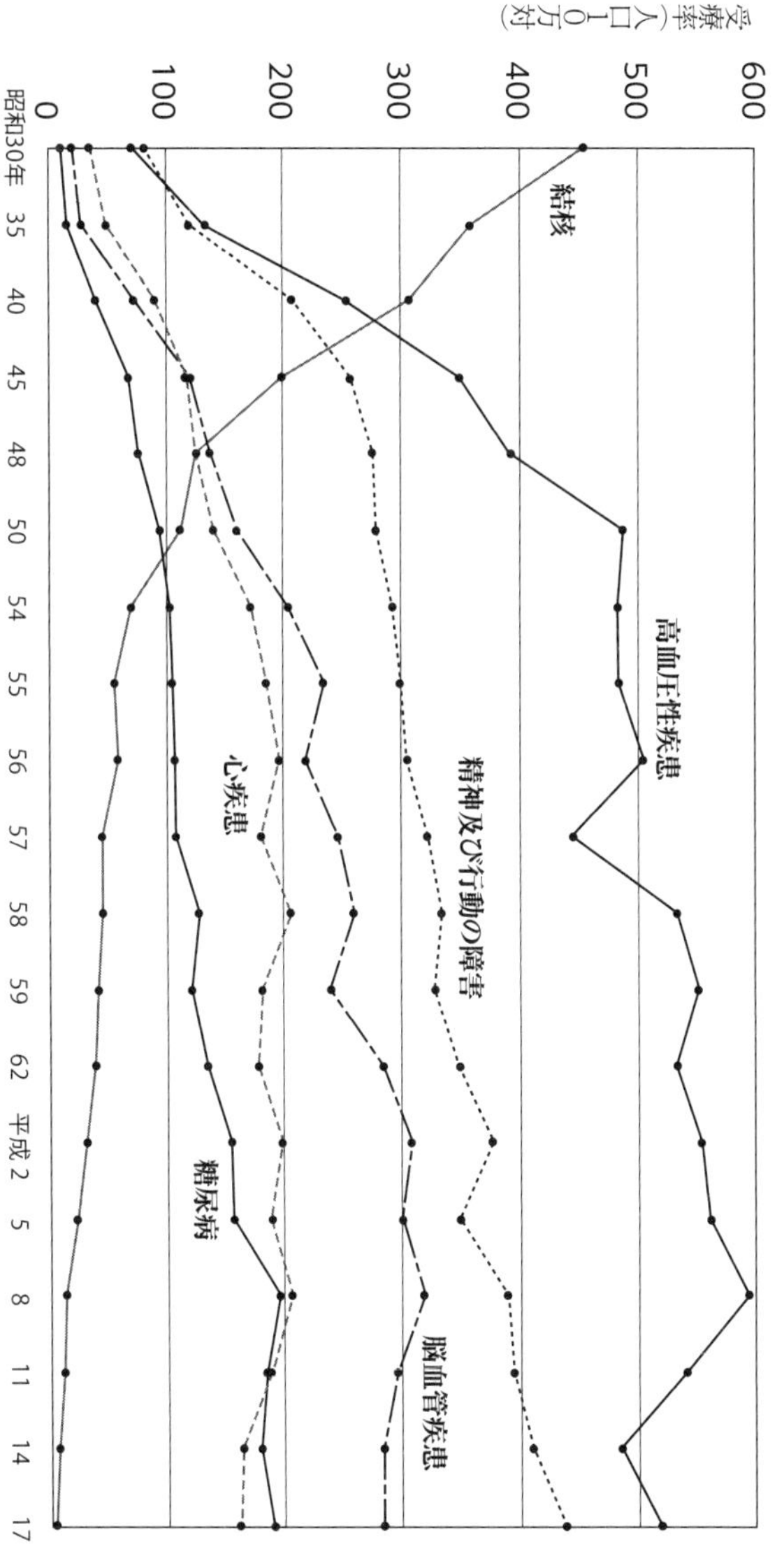


主要疾患受療率の年次推移（「我が国の精神保健福祉」平成18年度版）

「精神と行動の障害」、つまり精神疾患です。精神疾患の動向が生活習慣病と並行しているのはなかなか意味深いことですが、これについてはまた後（第1章5）で論じることにしましょう。

このようなグラフを見ると、精神疾患の患者数が年とともに着実・顕著に増えていることが確認され、「やはり」という思いを私たちは抱くかもしれません。身の回りを振り返っても、広く社会を見渡しても、ストレスフルな出来事ばかりが目に付く毎日です。経済は低調、政治はもっと低調、少子高齢化の多死社会に明るい未来はなかなか見えません。日本人のメンタルヘルスの状況が年々悪化し、それがグラフにも現れていると嘆きたくなるのも無理はありません。

けれども実は、そう簡単に結論できない事情があります。データを読むときには注意が必要です。このグラフは受療率、つまり外来なり入院なり、何らかの形で実際に医療を利用した人々の数を示しています。病気を抱えていながら医療にかからない人々がいたとすれば、その人々の数は受療率には反映されません。そして実際、精神疾患に関してはそのような人々が多かったのです。

私が駆け出しの医者になったのは一九八六年のことでしたが、当時は東京都内にも精神科や心療内科の診療所・クリニックは数えるほどしかありませんでした。精神科を受診したければ、閉鎖病棟の鉄格子が威圧的にそびえる精神病院の外来へ行くか、大学病院や総合病院の精神科を受診するぐらいしかなく、いずれも気軽にできることではありませんでした。精神科受診への心理的な抵抗も、今日からは想像できないほど強い時代でした。「眠れない」とか「気持ちが沈む」などといったありがちの変調を感じたとき、気軽に受診できる医療機関が身近には存在せず、受診するという発想も一般の人々には乏しかったのです。

その後、一九八〇年代後半あたりから、精神科・神経科・心療内科のクリニックが都市部を中心に急激に増加してきました。二〇二〇年代の現在の都市部では、駅の周りの看板や広告にメンタルクリニックの見つからないことは珍しいでしょう。その間の四〇年ほどは、以前であれば医者にかかりたくてもかかれなかった人々が、次第に通院するようになってきた移行期間と考えられます。つまり、この時期における精神疾患の受療率の増加は、病気を抱えた人々の増加ばかりではなく医療機関の増加をも反映するものであり、人々の間に存在していた潜在的な需要が、受療行動として顕在化するプロセスを表すものと考えられます。それだけが原因とは言いませんが、それが大きな要因であったことは間違いないでしょう。

いずれにせよ、そのように顕在化してきた精神医療への需要は、今では医療全体の中で極めて大きな割合を占めるものになっています。詳しい数字は省略しますが、生活の質に対する病気の影響を数値に換算して評価に加えた場合、精神疾患は循環器疾患や悪性腫瘍と並んで日本人の健康問題の最上位を占めるに至っています。それは、近年急速に精神疾患が増した結果というよりも、もともとそれだけの問題を日本人が抱えていたものと考えるべきでしょう。

私たちが思うほど、私たちの客観状況は悪くありません。「ストレス社会」という言葉にしても、ストレスという曖昧で測定できない実体が増えているというより、ストレスの観点から物事を見ようとする私たちの意識のあり方を指すもののように思われます。そのように知るだけでも、気分は違ってくるでしょう。

ただし、頭の痛い例外が一つあります。自殺の問題です。二〇二〇年以来本格化したコロナ禍を背景として、若い女性を中心に自殺率が増加したことが問題とされましたが、実際には日本社会の自殺率は、コロナ禍以前から一貫して世界で最も高い水準にあったのです。自殺問題の克服は国民的課題ですが、これについては後であらためて考えてみることにしましょう（第2章11）。

## 2　精神疾患は「こころの病」か

言葉の問題について、少しこだわってみたいと思います。

精神疾患のことを「こころの病《やまい》」と呼ぶことがあります。新聞や雑誌などの見出しやインターネット上でも、よく見かける言葉です。皆さんはこの言葉を聞いて、どのように感じるでしょうか。

ずいぶん前になりますが、ソーシャルワーカーやカウンセラーを目指す若者たちに、大学の教室で質問してみたことがあります。仮に自分がうつ病や統合失調症にかかったとしたら、どのように呼ばれることを君たちは望むだろうか、「精神疾患」や「精神障害」と呼ばれるのと、「こころの病」と呼ばれるのと、どちらが受け入れやすいと感じるか、と。

大半の学生は「こころの病」に手を挙げました。精神疾患や精神障害という言葉への違和感が主な理由であり、とりわけ「障害」という言葉は後でも触れるように、多くの人にとってうれしくない響きをもっています。一方「こころの病」という言葉は、大和言葉の柔らかさもあって耳に優しく響きます。うつ病のことを「心が風邪をひく」と評した人もありました。この方が受け入れやすいと感じる人は、確かに多いことでしょう。

けれどもそんな中で一人だけ、反対の意見を述べたKさんという女子学生がいたのです。「こころの病」と「精神疾患」は別のものだというのがKさんの主張でした。そのことは、「こころが病む」と動詞の形で言い換えてみるとよくわかるとKさんは言いました。

例えば電車の中で、目の前に杖を突いたけが人や病人、高齢の人が立っているのに、平気で座ったままスマートフォンをいじりつづけている「健康人」、おしなべて他人の苦悩や不幸に無関心な者、他人を踏み台に自分の利益を図って平気な者、一言でいえば良心や共感性の欠如を見るとき、私たちはその人々の「こころが病んでいる」と感じるのです。

「精神疾患と診断されたなら、それは事実なのだから受け入れます。専門用語として『精神障害』にあたるというなら、それでもかまいません。けれども、うつ病になったからといって『こころが病んでいる』とは言われたくありません。それは別のことですから」。

そのようにKさんは言いました。なるほど、と考えさせられたものでした。

この問題はいろいろな方向へ展開することができます。その一つは、「こころ」という言葉の広がりの大きさと意味の深さについてです。それこそKさんの反論が鋭く見通していることなのですが、これは後へ回しましょう（第１章４）。

「精神疾患」を「こころの病」と言い換えることに対しては、以上とは別の角度からも有力な異論を立てることができます。それは、精神疾患を脳という臓器の働きの不具合と考える立場から来るものです。

中村ユキさんという漫画家がいます。母親が統合失調症で経過がなかなか安定せず、幼い時分からつらい経験を重ねてきたことを漫画に描き、大きな反響を呼びました[*1]。

その作品の中に、あるとき地域生活支援センターのスタッフから『『統合失調症』は脳の病気で治療可能です！』と言われ、目から鱗《うろこ》が落ちる思いをしたという逸話が記されています。恐ろしい症状も不可解な言動も脳という臓器の不調から来るもので、お母さんの存在そのものが損なわれたわけではない、胃腸が悪ければ胃腸の治療をするように、お母さんも脳の手当てをすればよいのだ、そう考えたとき、中村さんはとても安心したというのです。病気に由来するさまざまな問題を、「こころの病」という心の次元から「脳の不具合」というモノの次元に切り下げることにより、不調な脳の持ち主であるお母さんへのリスペクト（敬意）を中村さんは取り戻したのでした。

誤解しないでいただきたいのですが、「こころの病」という表現が間違っているというのではありません。先にも述べたとおり、多くの人がこの言葉に受け入れやすい優しさ・柔らかさを感じており、実際に広く受け入れられてもいます。ただ、それとあわせて「脳の機能変調」という見方や表現を用いることも可能であり、それにはそれなりのよさがあることを指摘したいのです。

そのよさの最大のものは、「そう考えた方が、不調に対処しやすくなる」ということです。統合失調症などによる苦しい幻聴を「幻聴さん」と呼んで客体化した「べてるの家」[*2]の方式にも通じるもので、客体化する作業が観察する冷静さと心のゆとりを生み、困難と闘いやすくしてくれるでしょう。

もちろん、「こころの病」と考えた方が楽であるなら、それで一向にさしつかえありません。自分に最も役立つ考え方をそれぞれが自由に採る、それでよいのだし、それが大事です。

＊1　中村ユキ『わが家の母はビョーキです』、『わが家の母はビョーキです2　家族の絆編』共にサンマーク出版。

＊2　一九八四年に設立された北海道浦河町にある精神障害などのある当事者の地域活動拠点。社会福祉法人浦河べてるの家、有限会社福祉ショップべてるなどの活動の総体。

# 3　「障害」と呼ばれる理由

前項では「こころの病《やまい》」という言葉の前半、つまり「こころ」という言葉に少々こだわってみました。今度は後半の「病」という言葉をめぐって考えてみましょう。

精神の病気なら「精神病」というのが自然でしょうが、これは精神医学の歴史の中では「神経症」と対になる術語であり、比較的重症の精神疾患を指すものとされてきました。つまり「精神疾患」と「精神病」は同義ではないわけで、このあたりが専門用語の厄介なところです。[*1] 従って、精神の病気を表す言葉としては「精神疾患」が最も一般的なのですが、一方では「精神障害」という言葉もあります。そしてここ数十年、この二つの言葉が実際にはほぼ同じ意味で使われてきました。その理由を説明しましょう。

病気を診断するには、診断の物差しとなる診断基準が必要です。精神疾患の場合、現在世界中で使われている診断基準として、世界保健機関ＷＨＯ（World Health Organization）が作成したＩＣＤとアメリカ精神医学会が作成したＤＳＭがあり、目的に応じて使い分けられています。[*2]

この両者はあるときから、病気を現す言葉として disease や illness の代わりに disorder という言葉を使うようになりました。辞書を引けばわかりますが、disorder は「あるべき秩序（order）が乱れる（dis-）」という成り立ちの言葉で、「混乱」や「不調」といった意味があります。そしてこれを身体の不調という意味で使う場合には、「軽い病気」というニュアンスのあることが、これまた辞書を引けばわかります。

ＤＳＭやＩＣＤの編集者が disorder という言葉を導入した背景に、精神疾患に対する人々の重症感をやわらげ、「誰でもかかる可能性のある、ありがちの健康問題」というイメージを発信する意図のあったことは明らかでしょう。そしてそのことは、精神疾患やその患者さんに対する誤解や偏見を取り除こうとする意図をも、あわせもつものでした。

ところが、この disorder という言葉を日本語に訳すにあたり、採用された言葉が「障害」でした。panic disorder はパニック障害、adjustment disorder は適応障害、その他、双極性障害、強迫性障害、発達障害など、すべて disorder の訳語としての「障害」という言葉で表記され、それらを総称するのが mental disorders すなわち「精神障害」です。こういう経緯があって「精神疾患」と「精神障害」は事実上同じ意味で用いられるようになったのでした。日本の精神医学ははじめはドイツから、近年はアメリカからの輸入学問に頼った翻訳精神医学という残念な側面が強いのですが、それを端的に表す言葉のからくりとも言えます。

それはさておき、皆さんは「精神疾患」と「精神障害」が同じ意味と言われて、納得するでしょうか。これも大学の教室で、学生たちに「『精神疾患』と『精神障害』では、どちらがより重症と感じるか」と問うてみたことがあります。答えははっきりしており、大多数の学生が「『精神障害』の方がより重症」と回答したのでした。

これは無理もないことで、「障害」[*3]という言葉はかつての「身体障害」までさかのぼるものであり、例えば戦場での負傷や事故などで腕や足を失ったというように、元に戻すことのできない重い欠損が「障害」の原型だったのです。その後、時代とともに「障害」の定義が変更され、内臓疾患などの内部障害や、回復する可能性のあるものも含むようになりました。結果的に現在では「障害」という言葉は、「慢性的な機能低下」というほどの広い意味をもつものとされています。しかし、いったん人々の間に定着した記憶やイメージは、医療用語や法律の文言が変わってもそう簡単には変わりません。「精神障害」という言葉はそれ自体が、こうした病気を受け入れにくくするハードルになっているとも言えそうです。

最近になって日本精神神経学会はこの点にあらためて注目し、「～障害」という言葉を他の言葉、例えば「～症」に変更する作業を進めています。「パニック障害」は「パニック症」、「強迫性障害」は「強迫症」という具合で、これからしばらく変更につきものの混乱が続くことでしょう。混乱の末に、精神疾患を「誰もがかかる可能性のある身近な病気」というイメージで捉えるという、望ましい方向へのシフトが実現するよう願っています。

さて、世の中にはさまざまな病気があります。重いものもあれば軽いものもあり、そのありようは実に多彩ですが、いずれも何らかの意味でのdisorder（不調）、つまり私たちの心身の本来の姿からの逸脱である点は共通しています。確かに困った事態ですが、見方を変えればそうした困難や困惑が、私たちの人生に対する貴重な投げかけとなっていることも少なくありません。「病にはメッセージがある」、ある牧師さんの言葉です。これについては第２章12「あらためて病の意味を問う」で考えてみましょう。

＊１　もともと「精神病」はPsychose、「神経症」はNeuroseというドイツ語の訳語です。心の中で起きている出来事と外界の現実を区別できるのが「神経症」、その区別の失われた状態が「精神病」とされました。

＊２　ICD: International Classification of Diseases「国際疾病分類」、DSM: Diagnostic and Statistical Manual of Mental Disorders「精神疾患の診断・統計マニュアル」。

＊３　「障害」は「障がい」と表記すべきであるとの有力な主張のあることは承知していますが、執筆の時点で公文書では「障害」という表記が原則となっています。また、「障害は個人にあるものではなく社会にあり、その障害を取り除く責任は社会にある」とする、社会モデルの考え方も踏まえ、本書ではあえて「障害」という表記を用います。

# 4　健康の三つの柱

ＷＨＯ（世界保健機関）は世界の保健活動の総元締めで、コロナ禍の期間中にすっかり知名度が上がりました。そのＷＨＯが国連の専門機関として一九四八年に設立された際、健康の定義と呼ばれるものを世界に向けて発信しています。内容は次のようなものでした。

「健康とは単に病気・病弱ではないことに尽きるものではなく、身体的・精神的・社会的に完全に良好な状態にあることをいう。」（原文英語、石丸訳）

一九四八年といえば第二次世界大戦の終結から三年後、まだまだ混乱が続く中で新しい時代が動き出そうとする時期でした。そうしたタイミングで発出されたこの考え方は、新鮮な驚きをもって受け止められたに違いありません。具体的には、そこに三つの特徴を見てとることができます。

第一は、病気や病弱の克服を前提としつつ、さらに高いレベルの達成を目指していること、すなわち積極的な健康観を採用していることです。日常の健康づくりに慣れ親しんでいる、今日の私たちには自然な発想ですが、第二次世界大戦終結から日も浅く、あらゆる国と地域に多種多様な病気が蔓延していた当時、そうした病気をなくすだけでは足りないという主張は、さぞ刺激的に感じられたことでしょう。

第二は、そのような積極的な健康観の具体的な表れとして、身体・精神・社会という三つの側面における良好な状態を求めていること、つまり包括的な健康観を提示していることです。身体的（physical）、精神的（mental）はよくわかるとして、そこに社会的（social）の語が加わっていることがとりわけ注目されます。貧困や飢餓、差別や不平等、何より戦争があるところで、ただ医学的に健康を追求するのは虚しいことです。個人が健康であるためには、安心して健康を追求できるような社会環境を整えねばならないことを、当時の人々は痛感していたのでしょう。

第三は、「完全に良好な状態」という言葉に示された要求水準の高さです。原文は“a state of complete well-being”というもので、「申し分のない状態」などとも訳されますが、いずれにせよずいぶん頑張った表現です。仮にこうした条件を文字どおり満たすことを「健康」の必要条件と考えるなら、「私は健康です」と胸を張って答えられる人は、世界のどこでもごく少ないはずです。この言葉はそのように個々人を選別する趣旨ではなく、社会としての高い努力目標を掲げたもの、つまり理想主義的な健康観を示したものと見るべきでしょう。

このように、積極性・包括性・理想主義の三つの特徴を備えた健康の定義を、ＷＨＯは発足の時点で高らかに宣言したのです。いろいろと批判もあるものの、このような健康概念が国際連合の専門機関によって発信されたことは、人類の健康史に新たな時代を開くものとなりました。

この定義は健康全般について述べたものであり、精神の健康はその条件の一つという位置どりになっていますが、逆にこの定義から精神の健康を考えるヒントを読みとることも可能です。とりわけ「身体・精神・社会」という三つ組が相互に関連しあって健康を支えるという視点は、大いに役に立つものです。ことのついでに、この三つ組をひらがなの大和言葉で言い換えてみたらどうなるでしょうか。

身体は「からだ」でよさそうです。

精神は「こころ」と言い換えるのが自然でしょうが、「あたま」の側面もあることは認知症の問題などを考えればわかります。「きもち」の問題も重要ですし、先ほど女子学生Ｋさんの発言にことよせて予告した深い広がりもあります（22ページ）。それらを含みにしつつ、ここはいったん「こころ」と呼んでおきましょう。

社会は「なかま」でしょうか。「社会問題」などというと、つい自分の生活からは遠いことのように考えがちですが、それは積み上げたピラミッドの上部にあたるもので、土台をなしているのは私たちの日常の中の身近な人間関係に他なりません。この視点は、精神（こころ）の健康を考えるときには、とりわけ重要です。

このように「からだ・こころ・なかま」の三つの角度から日常生活を点検していくならば、私たちの健康づくりに大いに役立つことでしょう。実はこれらに加えて、もう一つ大切な第四の視点があるのですが、これについては本書の終わり近くでスピリチュアリティを取り上げる中で、あらためて触れることに致します（第４章９、10）。

ついでながら、漢字の術語をひらがなな言葉で言い換える作業は、思いのほか有益で気づかされることの多いものです。漢字で書かれる術語の多くは、欧米の学術用語の翻訳語としてつくられたものです。それを天下り式に私たちの日常感覚に押しつけるのではなく、逆に日常感覚によって学術用語を検証する姿勢をもつことが、とりわけこころの問題を考える際には有力なヒントとなるでしょう。

# 5　こころを支えるからだの土台

ＷＨＯ（世界保健機関）の健康の定義からもうかがわれるとおり、精神（こころ）の健康と身体（からだ）の健康は密接に関連しています。当たり前のことのようですが、わかっているようでいて実際には気づいていないことが案外多いものです。精神の不安定を感じたときなど、自分の身体の状態を確かめないまま、悩みの原因をひたすら心に求めて右往左往してはいないでしょうか。

身体の不調が原因となって精神的な変調が起きる例は、医療の場では日常的に見られます。例えば、甲状腺という臓器があります。首の真ん中、喉仏のすぐ下にある、蝶が羽を広げた形の小さな臓器ですが、サイロキシンと呼ばれるホルモン（甲状腺ホルモン）を分泌する重要な働きを担っています。甲状腺ホルモンは全身の代謝のスピードを決定する役割があり、ホルモンの分泌量は微妙かつ厳密に調節されています。そして、何らかの理由でこのホルモンが過剰になると、頻脈や高血圧、過剰な発汗、睡眠障害、体重減少などの症状が引き起こされます。逆にこのホルモンが不足すると、無気力、疲労感、むくみ、寒がり、体重増加、動作緩慢、記憶力低下、便秘などが生じます。いずれも心身の全体を巻き込んだ全身の不調ですが、とりわけ精神的な変調は行動面での変化を伴う顕著なものであり、それがきっかけで病気が見つかることも珍しくありません。

甲状腺機能亢進症の場合には、神経質になり不安が生じてせかせか落ち着かず、とりわけ怒りっぽくなるところから家族や周囲の人々が変調に気づきます。一方、甲状腺機能低下症では、気力のなさや動作の緩慢、疲労感や記憶力の低下が、あたかもうつ病のような印象を与えるでしょう。実際、うつ病や躁鬱病（双極性障害）は甲状腺機能の異常によって起きるのではないかと疑われたこともありました。その可能性は否定されましたが、そう考えたくなるほどの顕著な精神的変化が、身体臓器の不具合によって起き得ることは事実です。

甲状腺機能障害は一例に過ぎず、同様の例は全身のさまざまな病気に伴って見られ、各種の治療薬の副反応として精神的な変調が起きることもよくあります。女性の月経に伴う気分の不調は現在では月経前症候群（ＰＭＳ）や月経困難症などと呼ばれ、治療の対象とされるようになりました。多くの診療科を擁する総合病院では、身体的原因から精神的な変調を来すケースが毎日のようにどこかで見られ、往診などの形でそうした患者さんの診療にあたることが病院勤務の精神科医の重要な役割となっています。

このように本格的な問題となると各科の医師に診断や治療を委ねる他はなく、私たち自身にできることは限られています。それにもかかわらずここで少し詳しく紹介したのは、私たちの精神の健康が身体という土台の上に立つものであることを強調しておきたいからです。精神科医なのに身体のことを強調するのは、おかしなことのように思われるかもしれませんが、精神科医として長年精神科の患者さんたちを見てきたからこそ、身体の重要性が身に染みているのだと主張したいのです。

精神科の外来で、限られた時間の中で患者さんの状態を知りたいときには、まずは顔色と表情を見たうえで全身の健康状態を確認し、あわせて話の中では睡眠と食欲について必ず聞くようにしています。キャンプ・リーダーなどとして子どもたちの引率にあたる際、大勢の健康を効率的にチェックするための、四つのポイントがあると教わったことがあります。

1　眠れているか
2　食べているか
3　便通は順調か
4　笑顔があるか

これは精神科の外来でも同じことで、これらがすべてＯＫならまず大きな心配はないとしたものです。１〜３の三項目は身体の健康に関わる基本条件であり、それらが満たされたその上に、「笑顔」に象徴される精神的な充実がおのずともたらされるのです。

もちろん、この関係は双方向的なもので、精神的な問題があるから眠れない、食べられないということもあるでしょう。そうした問題に気づくことができるためにも、まずはこれら身体の基本条件に注意を向け、整える習慣を身につけることです。

睡眠と栄養、適度な運動、仕事と余暇の適切なバランス、それらの具体的な在り方については、さまざまな指針があり、中でも三次にわたる「健康日本21」* は多くの有益な示唆を与えています。「健やかな精神は健やかな肉体に宿る」という古来の言い習わしは、二一世紀にも立派に通用する金言です。

＊二一世紀における国民健康づくり運動「健康日本21」を指します。一九四六年にＷＨＯが提唱した健康増進に係る取り組みとして、日本において一九七八年から数次にわたって展開されてきた「国民健康づくり対策」。

https://www.mhlw.go.jp/stf/seisakunitsuite/bunya/kenkou_iryou/kenkou/kenkounippon21_00006.html

# 6 食と食卓

身体の健康を支える基本条件の一つである食生活について、少し前までの日本人はかなり良好な状態にありました。私が学生だった一九八〇年代、平均的な日本人の食事は、カルシウムが不足気味なのと、塩分がやや多すぎることを除けば、ほぼ理想的であると評価されていました。同じ時期の沖縄は、人口あたりの医師の数がいちばん少ないにもかかわらず日本一の長寿県であり、その最大の要因はバランスのとれた食生活にあると言われていました。

残念ながら今ではひどく様変わりしてしまっています。日本人全体の食生活については、野菜や果物の不足、朝食をとらない習慣、相変わらずの塩分過剰など多くの問題が指摘されています。第一次・第二次「健康日本21」は数値目標を掲げて改善を呼びかけましたが、これといった成果は上がっていません。その間に沖縄の平均寿命は全国で下から数えた方が早い順位まで低落しました。アメリカ的な食生活の浸透が原因として指摘されています。

沖縄の例からもわかるとおり、食について考えていくと社会や文化の在り方に必ず行き当たります。昨今、心が痛むのは社会格差の拡大を背景として、貧困家庭における子どもの食生活が脅かされていることです。貧しい家庭では生活のために食費が切り詰められることが多く、仕事その他の事情による親の不在も重なって、栄養失調や孤食の害が急速に広がっているというのです。そのことは、精神科の外来診療の中でも確認されています。

こんな例があります。就職してまだ日の浅い若者が不調に陥って欠勤を繰り返すようになり、親切な上司が何かと面倒をみたうえ外来まで同伴してきてくれました。仕事ぶりは客観的には特に問題なかったのですが、彼自身の自己評価がひどく低く、些細《ささい》な失敗やちょっとした注意を受けたことに過大に反応して、どんどん気持ちが沈んでいくというのです。

時間をかけて問診する中で、食事について聞いてみました。「普通に食べています」と彼は言うのですが、これは当てになりません。彼の「普通」が実際に何を意味するかわからないからです。詳しく尋ねてみて驚きました。朝は食べず、昼も食べないか、せいぜい菓子パン一個、夜はコンビニ弁当、それが彼の「普通」であり、一〇代のころから身についた習慣だというのです。これではうつも良くならないでしょう。

朝はぜひ食べること、バナナ一本でもよいのでと助言したところ、返ってきたその答えにまた驚きました。記憶にある限り、彼はバナナというものを食べたことがないと言います。バナナ以外の果物や野菜、魚介類など、あれこれの日常的な食材について話を向けてみましたが、そのほとんどについて「食べたことがない」というのが彼の答えでした。よくここまで大きな病気もせずに育ってきたものだと、驚くと同時に痛ましい気持ちになりました。彼はシングルマザーに育てられ、裕福ではなかったものの母親の働きのおかげで、それなりの生活水準を維持してきました。ただ、どうやら母親自身に食への関心や知識が薄かったらしく、仕事で不在がちのためもあって「食卓を囲む」という経験がほとんどなかったといいます。与えられたお金でコンビニで目に付いたものを買って食べるのが、彼の食生活の標準形でした。当然、その知識も嗜好《しこう》も偏ったものに限られ、それ以外のやり方があることも知らずに育ったのでしょう。そのような若者は今、決して珍しくありません。経済的貧困に輪をかけて深刻な食生活の貧困が、私たちの社会の深刻な脅威となりつつあります。

食生活の貧困は、栄養の偏りや欠乏という身体的問題ばかりでなく、食卓の喪失という文化上の大問題にもつながります。私たちはまず人生のはじめに、母親からお乳を与えられて育ちました。乳離れするときには念入りに準備された離乳食を一さじずつ口に入れてもらい、次第に食べることを覚えていきました。自分で食べ物を口に運べるようになると、家族が待つ食卓に迎えられ「いただきます」を共にすることを学びました。食卓のだんらんに慰められ、同じ釜の飯を食う仲間たちと切磋琢磨しながら大人になり、鍋を囲んで歓談しつつ互いのコミュニケーションを深めてきたのです。

私たちを育ててきたそのような「食」の場が、成長後にも私たちのメンタルヘルスを支える力をもつのは見やすい道理です。栄養を摂取してからだを養うばかりでなく、語らいの中でこころを和ませ、仲間との交わりを深める恵みの場が食卓です。焚き火の周りで獲物を分け合った原始の人々は、そのことをよく知っていました。キリスト教において聖餐の儀式を礼拝の中心に置き、神の食卓の周りに教会を築いた信仰者たちも、「共食」の霊的な意味を熟知していました。

現代の私たちも、食の営みをあだやおろそかにすることはできません。食卓でスマートフォンをいじりつづけるなど、論外です。マナーにはずれるばかりでなく、心の健康に対する害が甚大なのです。

前ページで「家族が待つ食卓に迎えられる」という表現を用いました。これについては「家族と暮らせず、施設などで食事をとる子どもも多くいるではないか」という指摘があるかもしれません。しかし、例えば施設などで親代わりの誰かが、配慮に満ちた食卓に子どもを迎えてくれるなら、その子にとっての家族と家庭がそこに生まれてくるのです。温かい食卓には、家族を創り出す力があります。

# 7　遺伝の問題

「遺伝」について考えてみましょう。

健康と病気に対する遺伝の影響は、誰しも気になるところです。過去を振り返ってみると、とりわけ精神疾患に関しては遺伝を重視する考え方が日本人の間に強かったことが、文学作品の記述などからうかがわれます。「血筋」の良し悪しは強い固定観念となって多くの当事者や家族を苦しめたものでした。

一方これとは対照的に、最近ではとりわけ若い人々を中心として、ストレスやトラウマ（第2章4「ＰＴＳＤ～戦争・災害神経症」で詳述）を重視する考え方が広まっているようです。「血筋」をめぐる偏見が解消に向かうのは好ましいことですが、果たしてストレスやトラウマですべてが説明されるかどうか。真実はどこにあるのでしょうか。

次ページの図をご覧ください。図の左にいくほど遺伝の影響が強く、右へいくほどストレスなどの環境要因が強いものとし、その線上に各種の精神疾患を位置づけてみたものです。あくまで大ざっぱなイメージ図ですが、各種の病気が左から右までばらついて存在している

先天的要因と後天的要因

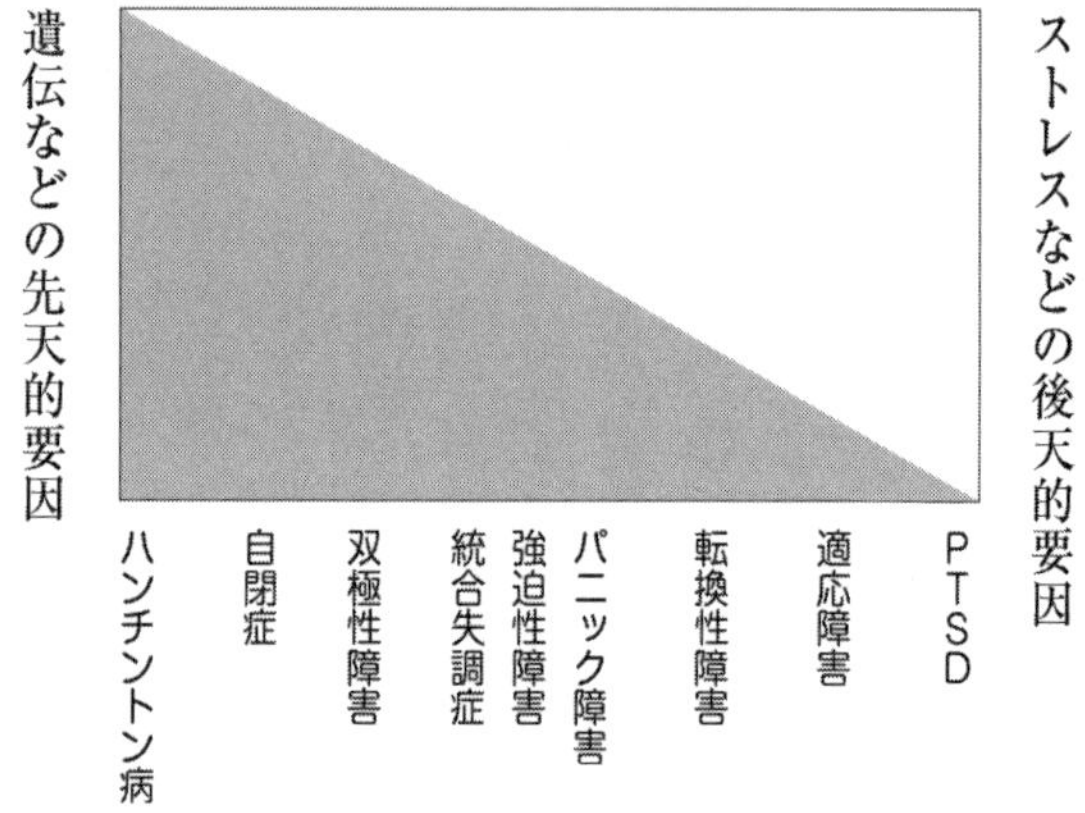


ことが、一目でおわかりいただけるでしょう。

左端を見ると、ハンチントン病という病名が記されています。中年期に発病し、舞踏病などと呼ばれる独特の運動障害とあわせて、さまざまな精神症状が出現し次第に認知症が進んでいく痛ましい病気です。脳の特定の部位が変性を起こしていくことが知られていますが、残念ながらそうした変化を止める手段が今はまだありません。そしてこの病気が遺伝病なのです。

遺伝病の多くのものは、劣性遺伝（最近の言葉では潜性遺伝）と呼ばれるタイプのもので、父親と母親の双方から病気の遺伝子を受け取って初めて発病します。ところがハンチントン病は、優性遺伝（顕性遺伝）の形式をとり、両親の一方から病気の遺伝子を受け取っただけで発病してしまうのです。

ハンチントン病は中年期に発症しますので、発症した時点で患者さんにお子さんのいることが少なくありません。そしてこの子どもたちは、誕生の時点で既に両親から遺伝子を受け取っているのですから、自分が将来ハンチントン病を発病するかどうかは既に決まっていることになります。この病気に特有のつらさがそこにあります。

いずれにせよ、ハンチントン病は一〇〇パーセント遺伝によって起きるものですから、典型的な遺伝病といえます。それで、この図では左端に位置づけてあります。

一方、これと反対に図の右端に位置するもの、つまり遺伝とは関係なく、もっぱら後天的な経験によって発病する精神疾患はあるのでしょうか。

これに近い例として、ＰＴＳＤ（心的外傷後ストレス障害）を挙げることができるでしょう。後述するように（第2章4）、ＰＴＳＤは戦争体験や火災・交通事故、あるいは地震・水害などの自然災害のため、自分自身や自分にとって大切な人の命が脅かされるような体験を強いられた人が、そうした記憶を忘れることができず繰り返し想起してしまうことから変調を来すものです。発症のきっかけはトラウマ体験という後天的な事態なのですから、この図で右寄りに位置するものの典型といえそうです。

ただ、ハンチントン病がぴったり左端だったのに対して、ＰＴＳＤは右端から少しだけ内側に入っています。同じように外傷的な体験をした人でも、全員がＰＴＳＤを発症するとは限りません。ＰＴＳＤを起こすことなく体験を乗り越えていく人も実際には多いのです。ストレスやトラウマへの耐性や抵抗力が人によって違うのでしょうし、そこには生まれつきの体質や気質も影響してくるかもしれません。そのことを考えて少し端からずらしてあるのですが、それにしてもＰＴＳＤなどのストレス障害が断然右寄りに位置することは間違いありません。

こうして左端と右端を見たうえで、あらためて図の全体を見渡していただくと、大多数の精神疾患は図の中央付近にばらついて位置することがわかるでしょう。図の中央部に位置するということは、遺伝などの先天的な要因と、ストレスなどの後天的要因がいずれも寄与するということを意味します。つまり遺伝も環境もどちらも重要であるということになるのです。

これが先ほどの「遺伝説（先天説）とストレス説（後天説）のどちらが正しいだろうか」という質問に対する、さしあたりの答えです。他の多くのことと同じく真実は中間にあり、大多数の精神疾患は先天的な要因と後天的な要因がこもごも働いて発症に至ります。

このことは病気に限らず、私たちの体験一般へのヒントでもあるでしょう。遺伝は選択肢を限定し、環境はその中で実際に何が選択されるかを決定する、そういう仕組みです。

# 8　環境と生い立ち

「遺伝的」と「先天的」は同義語ではありません。例えば染色体の分裂の不具合で生じるダウン症は先天疾患ですが、遺伝とは無関係です。同種の病気は他にもいろいろあります。妊娠中の母親が酒や薬剤を摂取したり、飢餓で低栄養状態に陥ったりしたために、胎児に影響が及んだ場合も同様です。こうした例で問われるのは母胎内の環境であり、その意味では出産後の生育環境と連続する問題といえるかもしれません。

人の健康に対して生育環境や生い立ちが与える影響は、比類なく大きなものです。発達心理学者のエリック・エリクソン（一九〇二〜一九九四）は、人生の各段階で達成すべき課題を定式化したことで知られていますが、その中で乳児期は人生に対する基本的信頼（basic trust）を養う時期とされました。いわば人生という建物の土台を固める基礎工事のようなもので、その成否が成長後に大きな影響を与えることは、直感的に明らかでしょう。

そう考えるとき、乳幼児に対する虐待や無視（ネグレクト）、貧困を背景とする栄養不良などが繰り返し報道される現状には、心が痛みます。これはわが国だけの問題ではありません。

ＰＴＳＤ（心的外傷後ストレス障害）について第2章で取り上げますが、これに関連するものとして複雑性ＰＴＳＤという概念が提唱されています。ＷＨＯの策定するＩＣＤ‐11（国際疾病分類第11版）によれば、「逃げることが困難・不可能な持続的・反復的出来事に続発するもの」と定義され、その具体的な状況としてＤＶや児童に対する身体的・性的虐待が想定されているのです。こうした診断がＷＨＯに採用されることからも、子どもの生育環境が広く脅かされている現状がうかがわれます。

幼児期の傷つきが成人後まで影響を及ぼすことについては、一九七〇年代のアメリカで提唱されたＡＣ（Adult Children）という概念が想起されます。主としてアルコール依存症の親のもとで育った子どもたちが、家庭内の不自然なコミュニケーションにさらされつづけた結果、成長後の人間関係に支障を来すというものでした。家族の期待を一身に担ってひたすら活躍しようとする「ヒーロー」や、ひょうきん者として家族内の緊張を解きほぐすことに汲々《きゅうきゅう》とする「ピエロ」など、特定の役割に過度に同一化することが、子どもたちの自由な自己実現を妨げるとの指摘が反響を呼びました。アメリカのビル・クリントン大統領（任期一九九三〜二〇〇一年）が、自身もＡＣの一人であると公言したことも有名です。

子どもをとりまく環境には、このようにさまざまな危険が存在しています。次代を担う子どもたちが心身共に満たされて成長できるよう、社会を上げて努力すべきことは言うまでもありません。危険の背景にある貧富の格差の拡大の是正や、家庭など基礎集団の弱体化への対策は、とりわけ急務といえるでしょう。

さて、幼児期の生い立ちと環境はこのように重要なものですが、精神疾患のすべてが幼児期の環境や親子関係の問題から起きるわけではありません。

例えば統合失調症は、思春期・青年期に多く初発することや自他の区別に関わる症状が出現することなどから、乳幼児期のコミュニケーションや愛着形成の失敗が原因ではないかと疑われた時期が二〇世紀の半ばごろにありました。その時代、患者の家族はさぞ肩身の狭い思いをしたことだろうと思います。しかしこれに関しては、その後アメリカなどで多くの研究が行われたものの、そうした因果関係を立証する結果はまったく得られず、いつの間にか愛着障害説は消えていきました。各種の神経症や自閉症についても同様の経緯があります。

虐待や無視を実際に経験してきた人々や、近年問題になった「カルト二世」などに対する援助は重要課題ですが、そうした事実があるかどうかわからないのに、大人になってからの不調の原因をやみくもに生い立ちや環境に探し求めるのは、概して実りの少ない作業だと思います。不調の原因を知りたがる患者さんに対して「親の不適切な養育態度が原因に違いない」と吹き込むような対応が、一部で実際に見られているのは残念なことだと思います。

「親のせいで自分がこんなに苦しむことになった」と子どもが親を責めるのは、精神科の外来ではよくあることです。それが事実という場合もあるでしょうが、つらさのもっていき場のない子どもが親に甘え、八つ当たりしているケースの方が実際には多いでしょう。世の中に完全な親など存在せず、どの親にも失敗の記憶はあるものですから、責められた親の方は自分の落ち度を探して苦しむことになります。こうしたやりとりからよいものが生まれてくることは期待できません。

クリントン元大統領は実父が早く亡くなり、母親の再婚相手がアルコール依存症であったと伝えられています。さぞ苦労もあったことでしょうが、そのようなＡＣ体験をもつ彼がアメリカ合衆国大統領となって活躍し得た事実にこそ、注目すべきでしょう。彼が自己開示したのも、そのことを伝えたかったからに違いありません。

生い立ちの困難を乗り越えて成長するしなやかな力が、人間には備わっています。

# 9　パーソナリティの問題

病気と性格の区別が問題にされることがあります。ほとんどの場合、本人ではなく周囲からの疑問として、「誰それの不可解な行動は病気の症状ですか、それとも本人の性格ですか」といった形で出てくるものです。最近では性格という言葉よりも、後述のようにパーソナリティという言葉が使われることが多く、パーソナリティが標準から外れているという意味でパーソナリティ障害という言葉も使われます。ただし「標準とは何か」ということは大きな問題です。

実際に私が出会った女性の患者さんで、長年にわたってパーソナリティ障害の診断を受けてきた人がありました。そもそも高校生の時期に、けたたましい言動やさまざまな逸脱行動、周囲に対する攻撃性などが問題視されて精神科に紹介されたのです。その時点では、本人のわがままで短気な性格的な傾向に、思春期特有の反抗的な心理が加わったものと解釈され、パーソナリティ障害の診断につながったもののようでした。

数年後に私が引き継いだ時点では落ち着いており、性格的な問題があるようにも見えなかったので、あらためて病歴や家族歴を見直すなどした結果、実際には双極性障害であったことが判明しました。双極性障害は第2章2「双極性障害～自分自身の気分とつきあう」でも述べるように、気分が沈む抑うつ状態と、気分が高揚する躁状態を繰り返す慢性疾患ですが、最初の徴候は思春期から青年期に現れることが多いのです。そして初発症状がたまま躁状態であった場合、パーソナリティ障害と誤診される危険のあることが、専門書などでは指摘されています。

病気を正しく診断することが医者の責務であるのは言うまでもありません。それは適切な治療を提供するうえで不可欠の前提ですが、実際にはなかなか難しいことです。どんな名医がどれほど誠意をもって臨んでも間違いは起き得ますし、とりわけ初診時にはことの本質が見えにくいものです。

「病気か性格か」を見分ける難しさも先の例が示すとおりですが、この場合の考え方として、まず病気の可能性を考え、その方向から先に検討することが大事な心得です。病気なら治療の方法があるものですが、性格は簡単には修正できません。高齢者が認知症を疑われたとき、認知症と決め込む前にうつ病などの可能性はないか考えるのも同じ理屈です。認知症は今のところ決定的な治療法がありませんが、うつ病は原則として治る病気なのですから、なおさら見落としてはいけないのです。

「性格よりも、まず病気から考えよ」というすすめには、また別の意味もあります。病気はその人本来の健康な状態からの逸脱であり、その人にとっていわば異物です。しかし性格は病気とは違って、その人本来の在り方の一部とみるべきでしょう。性格に問題があり、それを修正すべきだという判断は、病気の治療を超えてその人に対する人格非難につながりかねないものであり、その人にある種のレッテルを貼ることにもつながりかねません。「人格障害」という言葉はその実例のようなもので、これが「パーソナリティ障害」と言い換えられるようになったことには、そうした背景がありました。

「性格」という言葉を厳密に定義することなく使ってきましたが、そもそもこの言葉はそんなに簡単ではありません。人はそれぞれ生まれもった傾向があります。活発か物静かかといったことは一例で、このような生来の「気質」そのものは変えられるものではありません。しかし、その後どのような環境の中で育つかによって、そうした気質は多かれ少なかれ修飾されながらその後の「性格」を形づくっていくでしょう。活発さが社交性に結びつく例もあれば、自分自身の資質を伸ばす方向に向かう場合のあるといった具合で、こうした基本性格も人生早期に固められたものであればあるほど、変わりにくいものです。

人がさらに成長を続けるにつれ、学校内外での学習や友だちづきあい、出会いや読書や人生経験を積み重ねる中で、次第にその人らしい物事の受け止め方や考え方が形成されていきます。これを「パーソナリティ」と呼ぶのが一つの考え方です。つまり、パーソナリティは気質や性格の土台のうえに、人生の時間をかけて形成されていくものであり、成人した時点で一応の安定に到達していくものの、その後も一生涯にわたって修正され成長していく可能性があるものと考えるのです。

そうなると、この項の冒頭に述べた「病気の症状か、その人の性格か」という疑問は、詳しくは「病気の症状か、それともその人の気質か、性格か、パーソナリティか」と言い換えなければなりません。そして気質や性格は変えられないが、パーソナリティは人生の中でゆっくりとでも変わっていく可能性があるのなら、仮にその人のパーソナリティの在り方に特有のクセがあり、そのために本人が苦しんだり周囲が悩まされたりすることが起きている場合には、その部分を修正していくことも理論的には考えられることになります。「パーソナリティ障害」という診断名が存在している実際的な理由もそこにあります。

そうは言っても、人のパーソナリティを修正することは容易ではありませんし、おいそれと行うべきではないことは説明無用でしょう。患者さんに対して軽々しく「パーソナリティ障害」の診断をつけるべきではないことも、おわかりいただけることと思います。

# 10　汝自身を知れ

パーソナリティ障害にもいろいろあり、ＤＳＭは代表的なものとして10種類を列挙したうえで、これ以外にもいろいろなパターンがあり得ることを指摘しています（次ページ表）。このうち、特に有名なのは境界性パーソナリティ障害（ＢＰＤ）でしょう。情緒不安定で自傷行為を伴ううえ、対人関係が安定しないのが特徴です。相手を理想化するかと思えば、一転して激しく批判・攻撃するといった極端な行動が、日常生活ばかりでなく診療の場でも出現して混乱を招くため、医療機関から敬遠されることもしばしばありました。

そのＢＰＤの診断付きで他の医療機関から紹介されてきた患者さんが、私のところでは概ね平穏無事に経過し、やがて診断を変更してパーソナリティ障害を取り下げることになったという経験が、過去に何度かありました。「後からみる医者はすべて名医」ということわざがありますが、いずれにせよ私が名医だと吹聴しているのではありません。一つには相性の問題であり、さらに「診断」という作業にまつわるモラルの問題が透けて見えます。

ある患者さんの場合、話を聴いてみれば誰彼の見境なしに攻撃的なわけでなく、ただ先の

## 代表的なパーソナリティ障害

A 群

妄想型パーソナリティ障害

猜疑性が強く、ことごとに人を疑ってかかる。

統合失調型パーソナリティ障害

風変わりな考え方や確信を抱く。

シゾイドパーソナリティ障害

人間関係に対する関心がもともと薄い。

B 群

境界性パーソナリティ障害

見捨てられ不安が強く情緒不安定。

自己愛性パーソナリティ障害

自分自身しか愛せない。

演技性パーソナリティ障害

他人から注目されることが全てに優先する。

反社会性パーソナリティ障害

他人の痛みや権利に対する共感性を欠く。

C 群

回避性パーソナリティ障害

人から受け容れられないことへの不安が強い。

依存性パーソナリティ障害

何かにつけて依存的で一人では決められない。

強迫性パーソナリティ障害

決まったやり方や細部へのこだわりが強い。

主治医に対して強い怒りを抱いていたのです。それというのも、最初は極めて温かく受容的に接し、時間を割いて話を聞いてくれた主治医が、ある時点から急に態度を変えて冷たくなったからだというのです。その理由を聞いても答えてくれず、つい感情的になると「これがあなたの症状なのだ」と分析され、突き放されてしまうというのでした。

これは患者さん側の言い分ですので事実かどうかわかりませんし、主治医とすればそれなりの理由があったのかもしれません。しかし結果から見れば、「大事な相手から見捨てられるのではないか」というこの患者さんの抱いていた不安が主治医との関係の中で増幅され、攻撃的な言動の引き金となったことは否定できません。

それだけならこの件は不幸な行き違いで済んだかもしれません。もっと残念なのは、こうした経過を先の主治医が一方的に患者の側の問題と捉え、その理解に基づいてBPDという診断をくだしていることです。実際にはこうした顚末は、この主治医と患者との個別的な出会いの中で起きたことであり、主治医自身の関わり方が経過に大きく影響を与えています。患者にしてみれば「お互い様」と言いたかったでしょうが、そうした事態に対して医学の名のもとに診断名を与えることができるのは、医者であって患者ではありません。

そして前項でも述べたとおり、パーソナリティ障害の診断は他の精神疾患の診断とは違って、患者の個性に対するレッテル貼りとして作用する恐れがあります。実際にそのようなレッテルを貼られ、後々までもそのことに悩みつづけた患者と家族を一人ならず見てきました。医者は自分が診療空間における一方的な権力者であることを、よくよく知っておかなければなりません。患者としては、この点をよくわきまえている医者にかかりたいものです。

パーソナリティ障害という診断には、このようにさまざまな危険があり、この診断を安易に振り回すべきではありません。一方、パーソナリティに着目する考え方は有意義で含蓄が深く、精神科臨床ばかりでなく日常生活に生かすことができるものです。

54ページの表をあらためてご覧ください。そして「障害」の文字をそこから取り除き、この表を病名の一覧としてでなく、人間のさまざまなパーソナリティの実例集として見るのです。そうすればこの表は、他人を理解するための参考資料として用いることができるでしょう。

例えばシゾイドパーソナリティは、そもそも親密な人間関係を結びたいという意欲が乏しいというもので、前項「パーソナリティの問題」で述べた区別に従えば生まれつきの気質に由来するものと思われます。これに対して回避性パーソナリティは、人から受け入れてもらえないのではないかという不安が強く、このため人とのつきあいを望んでいながら社交場面などに踏み出すことができないものです。見かけ上、人間関係が希薄な点で両者は共通していますが、その内実はまったく違います。

仮に私たちの身の回りに孤立した行動をとる人があった場合、その人のパーソナリティがシゾイド的か、それとも回避的かを見分けることは重要なポイントです。シゾイド的な人なら、放っておくのが親切というもので、むやみにかまうものではありません。逆に回避的な人の場合、人間関係につながるような援助ができれば、本人にはとてもありがたいことでしょう。

他人を理解することとあわせ、自分自身を理解するうえでこのリストを活用することもできますし、その方が生産的ともいえるでしょう。「汝自身を知れ」という古代ギリシアの格言*は、「自分自身のパーソナリティを理解せよ」と言い換えることもできそうです。

もとより、リストの中のどれか一つの類型に完全に当てはまる人は多くはなく、私たちの大多数は、多くの特性をさまざまな割合でもちあわせており、そのバランスのうえに毎日を送っています。そのバランスが崩れ、特定の特徴だけが突出するときに生じる問題を指して、「障害」と呼ぶのでしょう。

＊デルフォイにあるアポロン神殿の入り口に刻まれていたと言われます。

## 11　死別と抑うつ

ストレスフルな体験は誰の人生においても避けがたいものですが、それで一括りにするのはいささか単純に過ぎるでしょう。例えば、戦争や甚大災害などはすべての人が経験するわけではありません。ストレスフルな体験や状況にもさまざまなものがあり、人はそれぞれ自分にしかわからない困難を経験し、それを積み重ねながら固有の旅路をたどっていくのです。

その一方で、事実上すべての人が必ず経験する普遍的な困難もあります。その典型が死別の体験です。例えば、親に死なれる体験は人生において避けがたいものです。親より先に子が旅立つ場合には、親の側にいっそう悲痛な死別体験が生じることになるでしょう。このように死別ということは、人として生きるからには避けることのできない試練であり、そこに人生の厳しさが凝縮されているようです。

「死別とは、自分の一部分が死ぬことである」という哲学者の言葉があります。そのように考えるなら、親しい人との死別体験は自分自身の死に向けての準備作業でもあるわけです。死生学という学問の中では、「死」というものを、一人称の死（＝自分自身の死）、二人称の死

(＝親しい人の死)、三人称の死（＝他人の死）に区分します。三人称の死は他人事であって私たちを深く動かすことがありません。一人称の死は自分事であり、自分以外の誰も担うことのできないものです。二人称の死はその狭間にあって私たちを深いところから動揺させ、私たちの希望を揺るがし、不安をかき立てるのです。生きつづけていくために、私たちは二人称の死を超えていかなければなりません。

キューブラー＝ロスというスイス出身の女性精神科医がいました。一九六〇年代のアメリカでがんなどのために死期が迫っている大勢の人々にインタビューを行い、その成果を『死ぬ瞬間』（原題 “On Death and Dying”）という書物に著して、大きな反響を呼びました。緩和ケアという発想が知られてなかった時代、先進国アメリカの先端的な医療現場の片隅で、迫ってくる死と孤独に向き合う人々が大勢いたのです。そんな状況でも多くの人々は自分自身の運命を受け入れ平安に最期を迎えていくこと、そして、それを可能にする一定の心理的なプロセスが認められることを彼女は見いだしました。五段階のプロセスとして有名なものです（次ページ図）。

余命を宣告されたとき、人はすぐにはその事実を受け入れることができず「そんなはずはない」と否認し、次いで「何で私がこんな目に遭うのか」と怒りを抱きます。そして、心を入れ替え生活態度を改めることによって運命を逃れようと努める（＝取引する）のですが、そ

## 死の受容の五段階

否認 ⇨ 怒り ⇨ 取引 ⇨ 抑うつ ⇨ 受容

出典：『死ぬ瞬間―死とその過程について』
キューブラー＝ロス著　鈴木晶訳　中公文庫

れが役立たないとわかると、いよいよ打ちひしがれてふさぎ込んでしまう、これが「抑うつ」の段階です。「憂うつ」といってもよいのですが、精神医学では英語の depression など「うつ」を表す言葉は「抑うつ」と訳す約束になっています。

　抑うつは、いわば自分の運命に圧倒された状態ですから、一見、救いがないように思われます。事実、つらいものではありますが、多くの人はそこで終わってしまいはしません。時とともにやがて心に光が差し込み、希望を取り戻すことができるようになります。受容の時です。来世に対する希望か、自分の命を受け継いだ子孫に託す希望か、具体的なありようはさまざまですが、死に直面した厳しい状況の中でも、多くの人は生の終わりを超える希望を見いだすことができる、それがキューブラー＝ロスの結論でした。

　彼女の提唱した五段階のプロセスは、もともと一人称の死の受容に関するものでしたが、実際には死別をはじめとする喪失体験一般に応用することができます。自身の体験を思い出して納得する人も多いのではないでしょうか。私自身、数年前に母を亡くしたときにキューブラー＝ロスのこの説を思い出し、あらためて得心するところがありました。

プロセスの中でとりわけ大事なのは「抑うつ」の段階です。喪失体験を乗り越えていくためには「抑うつ」の段階を経ることがどうしても必要であり、この段階を飛び越えるわけにいかないのです。否認・怒り・取引などがすべて無効に終わって深く沈み込み、抵抗をやめてじっと悲しみに向き合う静まりかえった時の中で、次第に心のありようが整い再編成されていきます。枯れたかに見えたエネルギーが少しずつ回復し、再び立ちあがり歩き出すための準備が整っていくのです。なぜそれが可能なのか私たちにはわかりませんが、それが可能であることを私たちは確かに知っています。

喪失を乗り越えるためには時間が必要であり、涙が必要です。「伸びんと欲さば、まず屈せよ」という言葉があるように、困難を跳ね返して立ち直るために必要な力を蓄える、大事な準備期間が「抑うつ」の時なのです。

## 12　それでも人生にイエスと言う

重ねて言いますが、喪失を乗り越えるには時間が必要であり、涙が必要です。必要な時間を短縮することはできないし、必要な涙の量を減らすことはできません。本書のはじめに「いつも気持ちよくいることは、できない相談」と書いた理由の一つは、そこにあります。

健康とは、どんなときにも涙を流さず、いつも幸せな気分でいることではありません。それは天国で約束されているものであり、地上の現実では期待できないことです。つらいことや悲しいことの避けられない地上の生活では、悲しいときには涙を流し、喪失の後には空虚な思いをかみしめながら、自分の中に次第によみがえってくる喜びと充実を待ち望んで生きつづけるしかありません。そして、そうすることができるのです。

へこむことも傷つくこともない堅い碧玉《へきぎょく》ではなく、圧迫されればへこむけれども、へこみを跳ね返す反発力で弾みながら進んでいくボールのイメージこそ、地上の健康の例えとしてふさわしいものです。そして私たちの中には、反発する柔軟な力がちゃんと与えられています。キューブラー＝ロスの五段階モデル（60ページ）は、そうした力がどのように発揮されるかを説明する試みの一例でした。その中で「抑うつ」の段階に重要な意義が与えられているのは、とても重要な発見であったと思います。

以上に述べたことは、平和な時代の通常の日常生活に関する限り、確信をもって主張することができます。親しい人との死別や自分自身の死のようなつらい体験でも、私たちが克服していけることを、先人たちが日々証明してくれているからです。

一方、人の世の常として誰もが出会う経験とは異なり、桁はずれにつらい非常な困難に襲われることも人生にはあります。二〇二〇年代の私たちが毎日のように耳にする、そのような困難の最たるものが戦争の惨禍であり、そして激甚災害のもたらす悲劇です。こうした災難が心に与える傷の深さは、「言語に絶する」とか「筆舌に尽くし難い」などの表現があるとおり、たやすく言葉で伝えることができず、想像することすら困難です。

私自身のようにその体験をもたないものは、こうした現実に対して専門家ぶった助言やありきたりの慰めを語ることができません。ただ、祈りをもって見守り、経験者の言葉に耳を傾けるばかりです。耳を傾けるべき対象の中に、フランクルの『夜と霧』（池田香代子訳　みすず書房）という書物を数えることができるでしょう。

ヴィクトール・フランクル（一九〇五〜一九九七）はオーストリアの精神科医でしたが、ユダヤ人であったためナチスによって収容所に送られました。同様の運命に遭った父・母・兄そして妻までも皆、収容所で命を落とし、フランクルひとりが奇跡的に生還を遂げたのです。その後、フランクルは精神科医としての活動を再開するとともに、収容所体験を振り返りつつ彼の心理療法を深めていきました。ロゴセラピーと呼ばれるその心理療法の骨子は、それぞれが自分自身にとっての人生の意味を見いだすことを目的としており、そうする力がそれぞれの内に与えられているという信念が、この心理療法の裏づけとなっていました。

この世の地獄ともいえる収容所体験をどうやってくぐり抜けることができたのか、また、なぜそこで精神の変調を来さずにすんだのか、フランクルは何も説明していません。説明などできる状態ではなかったでしょう。ただ彼は、およそ生きる希望の見えそうにもない収容所の生活の中でも、「人生には意味がある」という信念を失わなかったことを記しています。なぜそれが可能であったかはわかりませんが、彼がそのようにして生き延びてきたことは確かな事実です。この経験が彼のロゴセラピーを支える柱となりました。

フランクルは幼い時代に、「遅かれ早かれ死ぬとわかっているのに、なぜ人生に意味を見いだせるのか」という疑問を抱いたと言われます。そしてこの「なぜ」に対する一般的な答えを見いだす代わりに、「人はそれぞれ自らの内に、この問いへの答えをもっている」という信念に到達しました。収容所体験は彼の人生に破滅的な影響を及ぼし、愛する家族をすべて奪い去るという残酷な結末をもたらしましたが、それすら彼の信念を揺るがすことはなく、それどころか「神以外に恐るべきものはこの世にない」という確信を彼に与えたのです。

まず生きる理由を見つけ、それによって人生を意味づけようとするのが普通の考え方ですが、フランクルにおいてはこれが逆転しています。「意味は発見できる」という信念が先にあり、「なぜ」の発見は彼方のゴールに置かれているのです。彼の有名な著書の題名『それでも人生にイエスと言う』（山田邦男・松田美佳訳　春秋社）は、このような彼の確信と基本姿勢の表明といえるでしょう。たとえどんなことがあろうとも、人は人生にイエスと言うことができるとフランクルは言います。

「それはフランクルのような非凡な人だからできたこと、われわれ凡人には無理な話ではないか」。そう言いたくなる気持ちは私自身にもありますが、人生を丁寧に振り返ってみれば、決してそうではなかったことに思いあたります。八方ふさがりの困難な状況の中で、なお人生に意味を見いだし、勇気をもって歩みつづける姿を、精神科の患者さんたちの中に私は見てきました。第４章11の「疲れない理由」に登場するAさんは、その代表ともいえる存在です。

心から望むなら、人生に向かってイエスと言うことが私たちにもできるのです。

# 第2章

# 病気が与えるさまざまなヒント——✷

## 1　うつ病〜ストレスフリーでもうつになる

「病にはメッセージがある」という言葉を先に紹介しました（28ページ）。この言葉は、二つの意味に解釈できます。

第一は、あるときある病気にかかったことが、その人の人生の中で何らかのメッセージとして作用するという意味です。この言葉を教えてくれた牧師さんが言いたかったのはおそらくこのことであり、さらに踏み込むならそこに示された神の導きや警告を悟り、よりよい人生へのヒントとしなさいということだったでしょう。

第二は、世の中に存在するさまざまな病気が、私たちの社会の在り方に対してある種のメッセージを投げかけているという意味です。病気などないに越したことはないのですが、病気を根絶することが難しいとすれば、予防や治療を最適の形で行うことに加え、病気という現象から学べることを学ぶのが知恵というものかもしれません。

本章では第二の意味の「病からのメッセージ」について、実例を挙げて見ていきたいと思います。まずは、うつ病からいきましょう。

先に死の受容に関するキューブラー＝ロスの仮説を紹介した際（第1章11）、その最後の段階として「抑うつ」がありました。運命を変えようとする試みが失敗に終わった後、抵抗をやめて現実に直面し、これを受容するプロセスが「抑うつ」に他ならないこと、そしてそれが自身の死ばかりでなく、他者との死別という喪失の受容においても一般的に見られるものであることを述べました。

こうした「抑うつ」は私たちの日常にしばしば見られるプロセスであり、喪失というストレスからの回復に必要な「良性のうつ」であると言えるかもしれません。これに対して、「うつ病」と呼ばれるものは、これとは異質の「悪性のうつ」とも呼ぶべきものです。両者の間には単なる程度の軽重ではなく、以下に述べるような根本的な違いがあります。

第1章3で紹介した病気の「物差し」であるDSM（精神疾患の診断・統計マニュアル）は、抑うつエピソード（その時点でうつ病に該当する状態であることを意味するDSMの用語）の診断基準として表（次ページ）のような条件を掲げています。筆頭に挙げられている「抑うつ気分」は一見「良性のうつ」と共通しているように見えますが、健康人の憂うつはある意味で生き生きとした悲哀感であり、詩的な創作やユーモアの題材にもなり得るのに対して、病的な抑うつ気分はそれらを拒絶するという指摘があります。あるドイツの精神医学者は、「うつ病に見られるのは悲哀感ではなく、悲哀の不能である」と述べています。さらに②から⑨まで

## うつ病エピソードの診断基準（DSM）

① 抑うつ気分
② すべての活動における興味や喜びの著しい減退
③ 体重の減少（または増加）
④ 連日の不眠（または過眠）
⑤ 精神運動制止または焦燥
⑥ 疲労感、気力の減退
⑦ 無価値観、過剰あるいは不適切な罪悪感
（妄想的になることもある）
⑧ 思考力・集中力の減退、決断困難
⑨ 死についての反復思考、希死念慮

以上のうち５つ以上が同じ２週間のうちに存在すること。

ただし、①または②のいずれかが必ず含まれていなければならない。


の各項目をあわせてみるとき、この状態の深刻さがおのずと伝わってくるでしょう。

これほどの違いがあるとすれば、「良性のうつ」と「悪性のうつ」に同じ「うつ」という言葉を充てるのは得策でないのかもしれません。今は解明されていませんが、おそらく「悪性のうつ」に陥った状態では、脳内の神経回路に固有の変調が起きているものと考えられます。良性のうつに陥る経験は誰にでもあることで、そのためうつ病（＝悪性のうつ）の診断を受けた人に「私も経験があるからわかるよ」といった言葉を善意から投げかけがちですが、これがうつ病の患者さんの孤独感・疎外感をいっそう深めてしまうことは、以上からわかるでしょう。

うつ病についてもう一つ知っておきたいのは、うつ病にはきっかけや原因があるとは限らない、ということです。メディアなどを通じて私たちの耳に

入ってくるのは、ハラスメントや過剰労働など各種のストレスが募った結果、心が折れてうつ病になってしまったというパターンが大半です。こうしたケースが今日の大問題であることは事実ですが、うつ病はこれに限ったものではありません。驚かれるかもしれませんが、このようにはっきりしたストレス因のあるケースは、かつては、うつ病とは呼びませんでした。ハラスメントや過剰労働など劣悪な環境条件に長らくさらされれば、調子を崩しても不思議はありません。病的なのは環境条件の方であり、患者さんは異常な環境に当然の反応を示したに過ぎないという考え方もできるでしょう。こうしたものは「抑うつ反応」とでも呼ぶのが適切であり、そのような環境要因が何もないにもかかわらず、なぜか気分が滅入ってDSMの示すような状態になるものを「うつ病」と呼ぶのだというのが、かつての考え方でした。

現在では、一定の症状を示すなら原因や背景の如何《いかん》にかかわらず「うつ病」と呼ぶことになっていますが、以上に述べた経緯は知っておいてよいでしょう。うつ病は脳の回路が変調を起こす病気です。ストレスの過重によって起きることもありますが、そうでないこともあるのです。このことをよく理解したうえで治療と養生の計画を立てなければなりません。

そしてもう一つ重要なこと、うつ病で生じた脳の回路の変調を修正するために何より大切な条件は、休養です。一に休養、二に薬、その逆ではありません。

## 2　双極性障害～自分自身の気分とつきあう

「うつがつらいもので、治療を必要とするのはよくわかります。しかし、躁というのは爽快で気分がよいのだとしたら、治療する必要があるのでしょうか」

こんな質問を受けることがあります。医者はむやみに人を病気扱いして、無用の治療をするのではないかという疑いが背景にあるのかもしれません。

つらいことがあって心が沈むのはわかりやすい話ですし、その程度が重くなると「うつ病」という脳の回路の変調が起きることも理解できるでしょう。しかし、爽快さや充実感が昂《こう》じて病気になるのは、考えてみれば不思議なことです。

けれども実際には、躁病はさまざまな危険をはらむものです。爽快といっても健やかな明るい爽快さではなく、心のたががはずれた過剰な爽快さです。うつ病では元気がなくなり自責的になるのと対照的に、躁病では大声で多弁になり、自己主張に傾いて周囲への配慮ができなくなります。眠らずに活動しても疲れを感じず、多くのことに手を出すものの、注意散漫で作業の精度が急落します。重いケースでは問題行動が起きて、警察沙汰になってしまうこともあります。

　このように見れば「危険」ということの意味がわかるでしょう。周囲にとって危険なばかりでなく、長年かけて築いた社会的信用をまたたく間に失ってしまう点で、誰よりも本人にとって危険なのです。そして、これらの症状がその人の元来の性格と無関係であることは、よくよく強調しておかなければなりません。社交的で快活な人ばかりでなく、内向的で物静かな人も躁になれば状態は同じです。それが病気の病気たる所以《ゆえん》であり、この病気にかかったことについて本人には何の責任もありません。他の多くの病気と同じく、病気の最大の被害者は本人なのです。

　人の気分の変調のうち、抑うつ症状だけを示すものをうつ病と呼び、時間経過の中で抑うつ症状と躁症状の双方を示すものを双極性障害と呼びます。抑うつ症状は共通していますが、うつ病と双極性障害では発病頻度（うつ病に比べ双極性障害はずっと少ない）、性差（うつ病は女性に多いが双極性障害は男女差がない）、遺伝傾向（双極性障害はうつ病より遺伝性が強い。42ページの図参照）、治療薬（うつ病では抗うつ薬、双極性障害では気分安定薬が主体）などさまざまな面ではっきりした違いがあり、最近では両者を別の病気として扱う考え方が主流となりつつあります。

　双極性障害は、一〇代から二〇代の若い年齢で初発することが多いのも特徴です。私はある大学で、一学年の定員が百名前後の学科の教員を勤めたことがありますが、どの学年にも必ず一人か二人、双極性障害と診断された学生がいました。気分安定薬がうまく効いて気分が安定していればよいのですが、そうはいかないケースもあります。新学期の始めは好調に任せてたくさんの科目を履修登録したものの、学期途中から調子が落ちてきて自分の立てた計画が負担になり、結局は大半の科目の単位を取り損なってうつを深めるといった悪循環がしばしば見られました。自分自身の気分の波と上手につきあう難しさを、傍《はた》から見ていて痛感させられたものです。

気分というものは私たち自身の一部でありながら、一面では自分の中の自然現象であり、私たちの意志やもくろみにかかわらず自律的に変化する性質があります。意志や計画に従って気分をコントロールできたら、さぞ便利なことでしょう。実際に私たちは、大事な仕事の前には気持ちを高めたり引き締めたりし、休みの日には気分をくつろがすといった具合にあれこれ工夫をこらすのですが、そうした努力を圧倒する気分の大波に翻弄されてしまうのが双極性障害のつらさです。患者さんたちは医師の助言や薬の力を借りながら、自分自身の気分との折り合いどころを見いだすべく、試行錯誤の日々を送らなければなりません。

つくづく大変な病気ですが、長年にわたって経験を積むうちに、自分自身の気分に変化をもたらす条件や危険信号などを知り、気分の変調に対応するスキルを向上させていく人々も少なくありません。いわば自分自身のトリセツ（取扱説明書）を構築していくのです。

Bさんは大きな企業の管理的な立場にある男性ですが、多忙に駆られて働きすぎることが躁状態を招くのを、長年の経験で熟知していました。あわせてBさんは腎臓に結石があり、多忙が募って疲れがたまり始めると、その石の小さなかけらが尿に出てくるのだそうです。石のかけらが出てくるのを見たら黄色信号と考え、直ちに二、三日の有給休暇をとって体と頭を休めるというのがBさんのトリセツでした。若いころには苦労もなさったBさんですが、この方式でもう一〇年以上も安定し、定年の年が近づきつつあります。自分自身の気分とつきあう、巧みな工夫の一例です。

働きすぎや過活動が躁状態のきっかけになるのは理解しやすいことですが、逆に親しい人と死別するなどの喪失体験が、時として躁状態の誘因になることも昔から知られています。喪失の悲嘆を、逆方向のエネルギーで乗り越えようとする生体の反応と解釈され、躁的防衛などとも呼ばれます。悲しいことがうつを招き、おめでたい出来事が躁をもたらすとは限らず、その逆のことも往々にしてあるのです。

一筋縄ではいかない、人の心の奥深さと複雑さがうかがわれます。

## 3　適応障害～コミュニティの問題

適応障害という言葉を最近よく耳にしますが、その正確な意味は案外知られていないのではないでしょうか。ちまたでよく聞く正体不明のメンタルヘルス関連用語は、その多くが外国語からの翻訳でつくられたものです。適応障害もご多分にもれず、英語の“adjustment disorder”の訳語です。ＤＳＭの定めるその診断基準の要点は、以下のとおりです。

1. はっきりしたストレス因があり、それから3カ月以内に症状が出現していること。
2. ストレス因に不釣り合いな強い苦痛があるか、生活に重大な支障を来していること。
3. 他の精神疾患の診断基準を満たさないこと。

平たく言うなら、何らかのストレス因によって、何らかの支障が生じているという単純なものであり、「何らか」が何であるかは問わないというのですから、守備範囲がとても広いことがわかるでしょう。

ただし、「他の精神疾患の診断基準を満たさない」という注釈がついています。例えば、過剰労働やハラスメントのために疲労困憊し、こころが折れたと感じて受診した人の場合、その症状が診断基準（70ページの表）を満たすなら「うつ病」ですが、症状の在り方や程度がうつ病その他の病気の診断基準を満たさないなら「適応障害」となるのです。中には、受診時には適応障害の状態だった人が、その後症状が悪化してうつ病の診断基準を満たすようになることもありますし、その場合には診断を変更することも必要になります。

このように、適応障害はストレスによるさまざまな不調・変調を総称するもので、いわば「その他いろいろ」的な雑然とした診断類型です。その適応障害が今日の精神科外来で極めて多く見られることは容易に想像がつくでしょう。誰もがストレスに悩み、ストレスがメンタルヘルスのキーワードとなっている現状を象徴するのが、適応障害という病名です。

適応障害の引き金となったストレス因として、実際にどんなものが多いのか、綿密な調査を待つまでもなく見当がつきます。上司からのハラスメントや顧客からのクレームなど職場の問題、DV（ドメスティック・バイオレンス）を含む家庭の問題、地域の人間関係の問題など、世の中で話題になっているあらゆるものが診療の場に登場します。今日の日本人が何をストレスと感じているか、さながらそのリストを見ているような印象すらあります。

適応障害の頻度は一般人口の二～八パーセントと調査によってばらつきがありますが、よく見られるものであることは間違いありません。*男女比は一：二と女性に多く、最近の調査では二〇代を中心とする青年層に多いことが報告されています。そして、どの調査を見ても、年々かなりの勢いで増加していることが共通に指摘されます。

なぜ適応障害が増えているか。この問いには、さまざまな角度からさまざまな正解があり得るでしょう。「それだけストレスが増えているのさ」でかたづけてしまわず、人生につきもののストレスという現象が、適応障害という医療上の問題に結びつくカラクリについて、知恵を合わせて考えてみたいのです。

私自身がかねがね気になっているのは、日本社会のコミュニティの問題です。今から一世紀前の日本には、さまざまなタイプのコミュニティが存在しました。国民の大半は農民として昔ながらの農村の地域共同体に属し、家庭は多世代からなる大家族が家長のもとに共同生活を営んでいました。職場もまた擬似家族的な共同体を形づくり、会社は一つの家族に擬せられていました。その時代、日本人の多くはこれら複数の共同体に同時に所属する、結び目のような存在だったのです。

もちろんそれにはマイナスの面もあり、そうした共同体の息苦しさから逃れたくて都会に出た若者も多かったことでしょう。ただ、そうした状況下では、何か困ったことがあった時に複数の方向から援助の手が伸びてくることが期待できました。困りごとの多くはコミュニティの内部で解決されていただろうと思います。

しかしこれらのコミュニティは、二〇世紀末から今日に至る比較的短い期間に、いずれも急速に消えていきました。地域にも職場にも共同体は存在せず、核家族や単身世帯が標準形となる中で、現代の日本人は結び目ではなく砂粒のような姿で存在しています。元気な時は良いとして、何かあった時に頼れる相手が身近にいないことが、多くの人の生活の弱点となっているでしょう。そうした状況下でストレスにさらされた人々が健康の危機を感じ、不安に駆られて駆け込んでくる姿に、適応障害という診断が与えられているのではないでしょうか。

適応障害は医療の問題である以上に社会の在り方の問題であり、コミュニティの不在に悩む日本社会全体のストレス状況を示すもののように私には感じられます。

＊日本における「適応障害」患者数の増加――メンバーシップ型雇用からの考察（池田朝彦）
https://www.jstage.jst.go.jp/article/spls/12/2/12_101/_pdf
適応障害の傾向と特徴について（日本システム技術株式会社）
https://prtimes.jp/main/html/rd/p/000000051.000092153.html

## 4　ＰＴＳＤ～戦争・災害神経症

トラウマという言葉はすっかり日本語に定着しましたが、誤解もあるようです。特に、この言葉を軽い意味で濫用する傾向が気になります。「小さいころ、嫌いなおかずも残さず食べるよううるさく言われ、それがトラウマになっちゃって」といった具合です。

トラウマ（trauma）はラテン語に由来し「外傷」を意味します。交通外傷など、外からの力で臓器や組織が傷つけられる物理的な損傷のことですが、「心の傷」という意味で転用され、ＰＴＳＤという病名で有名になりました。ＰＴＳＤすなわちPosttraumatic Stress Disorder（心的外傷後ストレス障害）です。

ＰＴＳＤという概念のおおもとは、戦場における精神の変調です。第一次世界大戦（一九一四～一九一八年）は人類史上初の全体戦争であり、平和な日常生活の中から短期間の訓練を経て最前線に送り込まれた若い兵士たちが、しばしば精神的な変調や異常な行動を来しました。レマルクの小説『西部戦線異状なし』（一九二八年発表）は戦場における塹壕病を活写するとともに、休暇で戻った故郷で主人公が感じる深い不安の中に、ＰＴＳＤにつながる深刻な病理を予見した名作です。塹壕病とは、未経験の新兵たちが砲弾の降り注ぐ戦場に投げ込まれた心理的ショックから、さまざまな異常行動や精神の変調を来すことを指したもので、戦場ヒステリーとも呼ばれました。

同様のことは二〇世紀のその後の戦争の中で繰り返し観察され、とりわけ一九六〇年代から七〇年代のベトナム戦争に従軍したアメリカ人兵士の中に、帰国後に変調を来す例が数多く報告されました。無事復員して日常生活に復帰し、問題なく過ごしているように見えた人が、ある日テレビで戦争のニュースを見てかつての凄惨な場面を思い出してしまい、それが昼も夜も頭から離れなくなってしまうといったケースです。

当初これらは戦争神経症あるいはベトナム戦争神経症などと呼ばれましたが、忌まわしい記憶にいつまでもさいなまれる現象は戦争体験に限られたものではなく、自然災害や火災、各種の事故、さらには凶悪な犯罪の被害者などにも見られることがわかってきて、ＰＴＳＤ概念が成立しました。このように深刻な体験を指すのがトラウマ本来の意味なのです。

ＰＴＳＤの症状としては、トラウマ体験の反復想起、トラウマを連想させる刺激の回避、不眠や情緒不安定、さらには「私が悪い」「誰も信じられない」「世界には悪意しかない」などといった否定的な考えや孤立感が見られることが報告されています。さまざまな症状の中核にあるのは外傷的な出来事の痛ましい記憶であり、そうした過去の記憶が今の現実であるかのようにその人を支配し、日常生活に向き合うことを許さなくなってしまうのです。

前項で述べた適応障害は、日常ありがちなストレス体験に対する適応の失敗、PTSDの方は極端に重い非日常的なストレス体験に対する防御の破綻、そのようにも言えるでしょう。

PTSDについて少々詳しく記したのは、この病気をめぐって考えさせられることがいろいろとあるからです。

例えば、PTSDという病名ができたのはつい最近ですが、この病名で表される実態は古くからあったに違いないということです。命に関わるような強いストレス体験（トラウマ体験）にさらされ、その記憶が頭にこびりついてしまう現象は昔からあったはずで、おそらく人類発祥とともに古いのではないでしょうか。わが国の近い過去にも、例えば第二次世界大戦の終わったころには、戦争によるトラウマを体験した人が、日本中に数え切れないほどいたでしょう。広島・長崎の被爆者をはじめ、通常爆弾による空襲や沖縄の地上戦で犠牲になった人々、外地で闘った将兵など、全体として三〇〇万人にのぼる日本人が亡くなった戦争です。PTSDに陥った人がどれほどあったか、想像するだけで空恐ろしくなります。そしていうまでもなく、戦争に関わったすべての国々で同様の現実があったでしょう。

しかしその当時、この人々は治療を要する病気と認識されることはありませんでした。皆が同じ思いをしており、皆が我慢しているのだから自分も我慢しなければならないと考え、ひたすら耐えていたに違いありませんし、仮に病気と認識されても治療する術などありはしませんでした。

そのことは、現在のウクライナやガザの状況を見ればわかります。現在ではPTSDという概念が世界中に知れ渡っているのですから、そうした苦しみの存在に気づかないということはあり得ないでしょう。しかし、現実に戦闘が続いて爆弾や砲弾がひっきりなしに降り注ぎ、人々の命が次々と失われていく中で、心のケアが後回しにされるのは避けがたいことです。悲しいことに心の健康は、戦時下においては一種のぜいたく品なのです。

戦争というものが、他とは比較にならない巨大な災害であり、桁違いの悪であることをPTSDは教えています。

PTSDの治療法はいろいろ工夫されていますが、診察室での専門医による治療にも勝って有効なのは、信頼できる人々に支えられた平和で安全な日常を取り戻すことであると言われます。このように回復の秘訣である人々との絆や安全な日常をも、戦争という巨大悪が容赦なく破壊することを忘れてはならないでしょう。

## 5 統合失調症～誤解と疎外

統合失調症は、思春期・青年期に初発し、幻覚や妄想など「陽性症状」と呼ばれる症状と、意欲や自発性の低下などの「陰性症状」を呈する精神疾患です。病状や経過は人によってさまざまですが、悪化と軽快を繰り返しながら次第に進行する性質があり、治療しないで放置しておくと、生活能力の深刻な低下につながりかねない、油断のならない病気です。

平均的な人間が一生の間にこの病気にかかる確率は〇・七～〇・八パーセント程度と推定され、男女問わず一二〇人に一人程度はこの病気にかかることになります。全国に約八〇万人の患者さんが存在しており、決して珍しい病気ではありません。世界中どこの地域のどの民族でも、発症率に大きな差がないのも大事な特徴であり、この病気が特定の地域や集団に限らず、人類全体の精神衛生に対する脅威になっていることがわかります。

症状についていえば、幻覚や妄想といった私たちの日常からは想像しにくい症状のあることが、この病気の大きな特徴といえるでしょう。幻覚の中でもとりわけ幻聴、すなわち実際には存在していないはずの声や会話が聞こえてくる症状が多く見られます。例えば第三者同士が会話の形で患者さんを批評したり詰《なじ》ったり、聞こえよがしに悪口を言い合ったりする、対話性の幻聴と呼ばれるものが典型的です。こうした現象を「幻聴」と称するのは周囲の言うことで、本人にとってはあくまで実際に聞こえてくる現実の声なのです。ですから、自分がおかしいのではないかと疑って医者に行くといった行動につながりません。自分が病気であるとの認識がもてない「病識欠如」という症状も統合失調症の難しさです。

幻聴や被害妄想といった統合失調症の症状は、自分を取り巻く世界がすっかり変容し、自分に敵対して押しつぶそうとするような恐ろしさを患者さんにもたらすものと思われます。自他を区別する心の境界が寸断され、心の中に秘めたはずのことが周囲に漏れ出して拡散する一方、他者が自分の心の中に断りなく侵入してくるといった心の無秩序状態です。

統合失調症についてお伝えすべきことは極めて多く、限られた字数で簡単にかたづけるのは心苦しいのですが、あえていくつかのことをご紹介しておきたいと思います。

この病気に対するありがちの誤解の一つは、「治療法がない」ということでしょう。実際には一九五二年にフランスで治療薬が発見され、それ以来劇的に治療が進歩しました。抗精神病薬と呼ばれる薬を服用することによって、幻覚や妄想を抑えるとともに病気の再燃を予防できるようになったのです。この結果、以前は入院治療が必須であった統合失調症を外来通院で治療できるようになり、二〇世紀後半の欧米諸国では精神科の入院病床数の削減が進んで、平均して以前の一〇分の一程度にまで減りました。歴史的ともいえる一大変化です。

ところが同じ時期の日本では、逆に精神科病院が続々とつくられ、精神科病床数が右肩上がりに増えていきました。結果的に現在の日本の精神科病床数は、人口比で欧米各国よりも一桁多い数字になっており、入院日数の長いこととあわせてしばしば海外から批判を受けています。なぜこんな奇妙な現象が起きたのか、残念ながらここで詳しく扱う余裕はありません。政策決定者の無理解と見識不足は大きな要因ですが、精神科医や病院経営者にも責任があり、社会に根強くはびこった精神疾患への誤解と偏見も関連することで、この問題を掘り下げていくなら日本の現代史の負の側面に次々と直面することになるでしょう。

結果として、現在日本全国に約三〇万床の精神科病床があり、そこに入院している患者さんのほぼ半数、つまり約一五万人が統合失調症です。そしてこの人々は、薬が効かず病状が重くて入院を続けているわけではありません。大半のケースは、既に入院治療が必要のないところまで病状が改善しているのですが、それ以外の何らかの事情によって入院継続を余儀なくされているのです。これを日本では「社会的入院」と呼びますが、ドイツでは「入院制度の誤用」というそのものずばりの表現を用いるのだそうです。

「何らかの事情」の実際の内容としては、「家族に受け入れてもらえない」とか、「地域に居場所がない」といったものが代表的です。症状が治まり入院治療の目的が達成された後、見守ってくれる人のあるところで、ゆっくり療養したいのはどんな病気でも同じでしょう。統合失調症はとりわけ急性症状を経験した後の心身の疲労が著しく、治療しながらの社会復帰に向け、時間をかけて養生しながら生活を再構築していく必要があります。その場所と機会を見いだすことができず、やむなく病院に住みつづけているのが「社会的入院」の実態でした。

二〇〇二年の国の調査では、日本全国で七万人余りが社会的入院を続けているとされましたが、現場の人々はこの見積もりが少なすぎると感じていました。社会的入院を余儀なくされている患者の大半は統合失調症であり、そうした状況の背景に私たち自身がこの病気に対して抱いてきた無理解と偏見があることを、見逃すことはできません。

ハンセン病の人々と共通するつらさを、この病気の患者さんたちは負ってきました。社会から疎外され、存在しないもののように扱われるというつらさです。ハンセン病に関しては、病気に対する偏見と差別が払拭されるより早く、高齢を迎えたハンセン病の患者さんたちが日本の社会からいなくなろうとしています。統合失調症の患者さんたちを私たちが地域の一員として迎えることができるかどうか、共生社会の真価が問われる問題です。

## 6　パニック障害〜医薬の効用、説明の力

直前まで特に問題なく普通に過ごしていたのに、突然、前触れもなしに激しい動悸や過呼吸が起き、強い不安に襲われる現象をパニック発作と呼びます。そして、この発作が一度では収まらず二度、三度と繰り返し起きるときにパニック障害と診断されます。

パニック発作に初めて襲われた際には、心臓発作に違いないと本人も周りも確信し、救急搬送されることが多いのですが、皮肉なことに救急車が病院に着くころには発作は収まっているものです。それから検査しても身体的には異常が見つからないのが普通です。そのため、この病気について医療関係者がよく知らなかった時代には、人騒がせな迷惑者のように誤解されることとすらありました。原因がわからず診断をつけてもらえないうえに迷惑顔をされ、本人はなおさら不安と疲労を深めたことでしょう。

ここで厄介なのは、人間が知能をもち、学習や予測を行う動物であることです。電車内で発作を起こしたことのある人は、電車に乗るときに「ひょっとして、また発作が起きはしないか」と考えるでしょう。走行中の電車内で発作が起きたら、次の駅に着くまで我慢す

るより方法がありません。ときには何らかのトラブルで電車が駅間で止まってしまうこともあり、そうなったら状況は最悪です。このように、悪い事態を予測して不安になることを予期不安と呼びます。予期不安は第3章1で扱う「警告信号としての不安」の一種ともいえますが、不安であることに違いはありません。パニック発作を経験した人にとっては予期不安もまた苦痛を増すものですし、実際にパニック発作の引き金ともなりかねません。結果的にパニック障害の患者さんは、電車などの公共交通を利用することが困難になってしまいます。

このように、不測の事態が起きたときに、逃げることや助けを求めることが困難な状況に置かれることへの恐れを広場恐怖と呼びます。広場恐怖とは妙な言葉ですが、英語などのアゴラフォビア（ギリシア語で「広場」を意味するアゴラと「恐怖」を意味するフォビアの合成語）の直訳で、医学用語にはこうした翻訳語が多いのです。パニック障害ではこの広場恐怖を併発することが極めて多く、とりわけ都市部では本人の社会活動を著しく制限する原因になります。広場恐怖が起きれば通勤や通学が困難になり、職場・学校・家庭などでの役割遂行に支障を来すでしょう。そうした自己不全感から抑うつ的になる人も少なくありません。

パニック障害は、以前なら不安神経症の急性発作型と診断されたでしょう。不安を引き起こす心理的な原因を探索する治療も行われたことと思います。しかし今日では、できるだけ早い段階で薬物療法を行い、パニック発作を予防することが原則とされています。予期不安・広場恐怖・抑うつ症状と続く連鎖反応が起きる前に不安発作を抑え込み、その後の病気の進展を予防するという考え方です。幸い、抗うつ薬や抗不安薬の中にはパニック発作の治療と予防に有効なものがいくつもあり、ガイドラインに従って適切に薬物療法を行えば、大多数のケースでパニック発作を抑止することができます。こうした早期の診断治療を実現できれば、パニック障害は短期間で回復する予後良好な疾患ですが、診断や治療開始が遅れて広場恐怖が生じてしまってからでは、治療に手間取り慢性化することも少なくありません。

自律神経の突然の暴走ともいえるパニック発作がなぜ起きるのか、メカニズムはよくわかっていません。パニック発作を一回だけ起こした経験のある人はかなり多く、発作を反復してパニック障害を発症するケースはその一部ですが、それでも人口の二〜三パーセントに及ぶと言われます。女性の方がかかりやすく、男性の二倍程度と言われ、これも理由は不明です。謎の多いパニック障害ですが、この病気から学べることが少なくとも二つあります。

一つは、薬を適切に使うことの重要性です。とりわけ心の問題に関わることについて、むやみに薬に頼りたくないと考える人は多いでしょう。それは無理もないことですが、「頼る」ことと「適切に使う」こととは違います。パニック発作に対する薬の有効性は客観的に証明されており、逆に薬を使わなければこの病気の進展を防ぐことは非常に難しくなります。「頼るのではなく、正しく使いこなしましょう」と患者さんに伝えるのはこういうときです。

もう一つは、適切な情報提供の重要性です。パニック障害という病名とその特徴、とりわけこの病気には有効な治療法があり、適切に治療すればよくなること、命に関わる病気ではないことなどを早い段階で伝えるなら患者さんの不安は大いに軽減するでしょう。パニック発作そのものが強い不安を伴うものであるだけに、不安を軽減するという配慮は重要です。

病気と治療に関する基本情報を、患者さんに理解できるような形で提供することを「心理教育（psychoeducation）」と呼びます。病気の種類にかかわらず、医療の基本ともされるべきことですが、不安の臨床ではとりわけ大切なことと考えられます。医療ばかりでなく日常生活の中でも、的確な情報提供によって無用の不安を取り除く配慮はもっと活用されてよいでしょう。情報が与えられていないと不安の増すことは、乗っている電車が急に止まった状況を考えれば誰でも思いあたるに違いありません。

電車といえば、二〇二〇年以来本格化したコロナ禍の中でテレワークが励行され、電車通勤の必要性が減じたことは、広場恐怖による困難を抱えた人々にはありがたい変化でした。この時期に症状が改善して薬物療法を終了できたケースもあったほどで、コロナ禍後の社会の在り方を考えるうえで重要なヒントを与えるものといえそうです。

## 7　依存性疾患〜脳を乗っ取る物質と行動

駆け出しの医師のころ、依存症という病名に対して私は少なからず違和感を覚えたものでした。うつ病にせよ統合失調症にせよ、総じて他の精神疾患は「かかる」ものであり、病気の引き起こす脳の機能変調が私たちをさいなむのです。病気は降りかかってきた災難であり、私たちは病気の被害者です。けれども依存症の場合、症状を引き起こすのは私たち自身の起こす行動であり、私たち自身も原因の一部を成しています。そこをどう理解したらよいものか。

「病気」と呼ばれる以上、治療にあたるのが精神科医の仕事とはいうものの、どこか割り切れない気持ちをもっていました。それが払拭されてきたのは、実はつい最近のことです。ゲーム依存やスマホ依存が社会的な問題となり、「依存症」という概念が広く認知されるようになったのも一因かもしれません。

過去を振り返るなら、依存性疾患の代表格は何といってもアルコール依存症です。

「一盃は人、酒を飲む／二盃は酒、酒を飲む／三盃は酒、人を飲む」

千利休の言葉ともいわれるこの警句が示すとおり、自分自身の意志によって始めた飲酒という行為を、いつのまにか自分の意志では止められなくなるのが依存症です。飲酒を止められないばかりでなく、際限もなく酒を飲みつづけることが生活の唯一の目的となり、そのために仕事もお金も人間関係もすべて台無しにしながら、なおひたすら酒を求めつづけるのです。

依存症につきものの、「否認」という病理も厄介なものです。飲酒によって周囲に迷惑をかけている事実を頑《かたく》なに認めず、ひどくなると酒を飲んでいる事実そのものを認めようとしなくなるのが否認と呼ばれるもので、それ自体アルコール依存症の症状の一部なのです。しかし周囲からは、しらじらしく嘘をついているとしか見えませんから、本人に対する信用はいっそう失われてしまいます。本人に劣らず深く傷つくのが家族で、はじめは何とか立ち直らせようと力を尽くしていても、裏切られつづけるうちに身も心も疲れ果て、離婚などの形で離れていくことが多いのです。アルコール依存症は本人の健康を損ない寿命を縮め、精神をもむしばむものですが、健康への害よりもいっそう恐ろしいのが、このように人間関係を破壊する作用です。

昔はアルコール依存症の原因について、性格的に弱い者が厳しい現実に直面できず、酒に逃避した結果と考えられ、そのことが本人に対する見方をいっそう厳しいものにしていました。日中韓など東アジア文化圏は概して酒に甘いのですが、そんな社会ばかりではありません。アルコール依存症は道徳的・人格的に失格の烙印を表すものとして、厳しい扱いを受ける傾向が多くの地域にありました。

酒を飲まなければアルコール依存症が起きないのはわかりきった話で、酒を飲まないイスラム文化圏の人々からは、こんな危険な物質を許容しておいて、その物質が引き起こす問題をめぐって大騒ぎしている私たちの社会は、さぞあきれたものに見えるでしょう。ごもっともではあるものの、同じように酒を飲んでも全員がアルコール依存症になるわけではなく、そこには遺伝など体質の問題やストレス対処方略の在り方も関連しているはずです。

詳しいメカニズムを解明することは今後の課題ですが、最近一つの有力なヒントとして注目されているキーワードが「報酬系」です。

報酬系とは脳の中にある神経回路であり、この回路が活性化されると幸福感や充実感が引き起こされるものと考えられています。何らかの刺激によって報酬系が活性化されると、さらなる刺激を求めて同様の行動の反復が促されることになりますから、報酬系は私たちの動機づけに重要な役割を果たすものです。ほめられるとやる気が出るなどというのも、報酬系の働きの心理学的な表現と言えるでしょう。

酒などの依存性物質は、この報酬系を直接刺激することによって、いわば報酬系を乗っ取ってしまうのではないかと考えられます。乗っ取られた報酬系は本来の柔軟で建設的な働きを失って暴走し、ひたすら依存性物質の摂取を続けるよう個体を誘導する、そう考えれば依存の病理は理解できます。

違法薬物の代表格である覚醒剤は、報酬系を乗っ取る働きが極めて強くて速い物質です。アルコールは覚醒剤に比べれば乗っ取り作用の立ち上がりは緩やかですが、いったんアルコールに乗っ取られてしまうと乗っ取られた報酬系を奪い返すことが極めて難しく、どこまでも暴走が続いてしまうような物質といえそうです。

「報酬系の乗っ取りと暴走」という考え方は、依存という病気の謎を解く大きな鍵になるかもしれません。行為依存をはじめとして摂食障害や強迫性障害など、本人の利益に反する行動に進んで没頭するタイプの障害に、報酬系の異常が広く関与している可能性があるのです。

## 8　行為依存と摂食障害〜現代社会が生み出す病気

脳の報酬系がアルコールという物質に乗っ取られているのがアルコール依存症、この考え方はいろいろ応用できそうです。依存性物質として知られる麻薬や覚醒剤は報酬系を乗っ取る作用が極度に強い物質です。タバコや大麻、一部の向精神薬などに対する依存も、おそらく同じメカニズムによるものでしょう。

これらの物質に対する依存症に加え、近年注目を集めているのが行為依存と呼ばれるものです。ギャンブル依存症は昔から知られ、パチンコ依存症はわが国では隠れた大問題でした。近年、インターネットの普及や各種ゲームの爆発的な流行とともに、これらに対する依存が世界的に急増し、ＩＣＤ（国際疾病分類）は二〇一九年の改訂にあたって「ゲーム障害」を正式な診断名として採用しました。さらに最近ではスマホ（スマートフォン）やＳＮＳ（ソーシャル・ネットワーキング・サービス）に対する依存が若い世代を中心に深刻化しているとの指摘があります。

二〇二四年には大リーグで活躍する大谷翔平選手の通訳が違法賭博に手を出し、大谷選手の銀行口座から多額の金を盗むという事件が起きました。その金額の途方もない大きさに誰もが驚きましたが、この事件でも通訳がギャンブル依存症に陥っていたことが伝えられています。

依存症の現状について展望するとき、この病気が私たちの社会、とりわけその経済システムによってつくりだされる疾患であることが痛感されます。アルコール依存症は「酒」という商品がなければ存在しません。スマホやゲームも同じことです。

スマホを開発する側からいえば「人が便利に使えるものを模索した結果としてスマホに到達した」のですから、あくまで人が主体であるようにも見えます。しかし、開発過程で求められるのは「現に人が欲しがっているもの」ではなく、「開発したら人が欲しがるであろうもの」でしょう。そのように人の欲求を先取りし、「こんなものが欲しいのではありませんか」と提示するのでなければ、今日の厳しいビジネスシーンで勝ち残ることはできません。

このように人の欲求を進んで掘り起こし、存在していない需要を創出することが今日のビジネスの要諦です。そのようなシステムに経済の発展を委ねつづける限り依存症は決してなくならず、次々と新たな依存症がつくりだされていくでしょう。二一世紀後半に向け、依存症との闘いは精神医療の最大のテーマとなるに違いありません。そしてこの闘いに本当に勝ちたいと思うなら、私たちの社会の在り方や、人間の欲求を取り扱うやり方について、根本的に考え直す覚悟がなければなりません。

さて、依存症とは別の名前で呼ばれていながら、実際には依存症、とりわけ行為依存と共通点の多い病気があります。それは摂食障害です。

摂食障害は、食べることを拒否してひたすらやせようとする神経性やせ症と、強迫的な過食と嘔吐を繰り返す神経性大食症に大別されます。前者は「食欲を抑え込んでやせる」という行為、後者は「過食・嘔吐」という行為に対する依存症と考えれば、行為依存の一種と見なしても少しも不自然ではありません。

神経性やせ症の場合、「否認」という症状がつきものであることもアルコール依存症と共通する点です。神経性やせ症の患者さんでは「やせていない」「お腹がすいていない」「疲れていない」の三つの「ない」が特徴的であり、どれほどやせていても食べないまま活発に活動し、治療をすすめても頑として聞き入れようとしません。まさしく否認の原理です。

スマホ依存やゲーム依存が現代ビジネスの生み出す商品を介して発生するのに対して、摂食障害の方は現代メディアが提供する情報の中で生み出され、促進される病気です。

「摂食障害は伝染病です」と、ある患者さんが私に言ったことがあります。驚いて聞き返すと、彼女はこう説明しました。

「メディアを伝わって伝染する病気なんです。こういう病気が世の中にあり、『食べない』

というやり方があることを知らされていなければ、私はこんなことを始めませんでした」

確かに、この病気が日本で知られるようになったのは、アメリカの人気ミュージシャンであるカレン・カーペンターが一九八三年に摂食障害で亡くなったのがきっかけであり、その後、日本人の摂食障害の有病率はうなぎ登りに増えていったのです。

さらに、摂食障害が先進国で多発する背景に「やせている女性は美しい」というメッセージが商業広告を通じて拡散される現状が指摘されてきました。このため欧米諸国では二〇〇六年以降相次いで、やせすぎモデルを法的に規制するなどの対策がとられるようになっています。

社会がさまざまな病気をつくりだすことに、私たちはもう少し敏感でなければなりません。本項で取り上げた行為依存と摂食障害はその典型例ですが、実際にはごく一例でしかありません。日常生活のストレスの結果である適応障害には、現代人を取り巻くさまざまな社会の歪みが透けて見えます。戦争や犯罪など人のつくりだす災厄から生じるＰＴＳＤはいうまでもありません。精神疾患とその治療を学ぶことが、社会のあり方を少しでもましな方向へ修正する機縁となるよう願うものです。

# 9 心身症～口べたな心と雄弁な体

心身症という言葉もまた、よく耳にするわりに誤解の多い言葉ではないかと思います。心の健康に関係の深いものではありますが、心身症自体は精神疾患ではありません。

心身症の例としてよく挙げられるのが、胃潰瘍や十二指腸潰瘍などの消化性潰瘍です。消化性潰瘍は胃や十二指腸の粘膜にクレーター状の潰瘍ができたもので、内視鏡検査などで肉眼的に確認できる身体の症状です。その原因として、ピロリ菌感染、刺激物の摂りすぎや酒の飲みすぎ、喫煙などさまざまな刺激を挙げることができます。ニンニクの食べすぎで、一晩で胃潰瘍ができてしまった例も教わったことがあります。

こうした物理的・生物学的刺激のほか、心理的ストレスによって潰瘍ができることがあります。例えば対人関係の中で不快なやりとりや理不尽な攻撃にさらされ、怒りや不安や恐怖を覚えるときには、頭に血がのぼったり胸がドキドキしたりするでしょう。これはアドレナリンと呼ばれるホルモンや、これと同等の働きをする自律神経系の作用によるもので、同様のメカニズムが一方では胃酸の分泌を促して胃粘膜を刺激するとともに、胃の血液循環や粘液分泌を減少させて胃粘膜の抵抗力を弱めてしまいます。一時的なものならよいのですが、こうした事態が慢性的に繰り返されると、やがて胃に潰瘍ができることになります。

このように、さまざまな背景から発生する胃潰瘍のうち、心理的ストレスの影響を強く受けていると考えられるケースを指して心身症と呼ぶのです。胃潰瘍のすべてが心身症というわけではなく、胃潰瘍の中に心身症と見られるケースが混じっているというのが正確な言い方です。

消化器系の中でも、胃のすぐ後に接続している十二指腸は、過剰な胃酸分泌に直撃されるため潰瘍ができやすい臓器です。このため、十二指腸潰瘍は別名ストレス潰瘍と呼ばれるぐらい、ストレスとの関係が深いものとされています。ただ、心身症は胃潰瘍や十二指腸潰瘍に限られたものではありません。心身症を呈しやすい疾患として、気管支喘息、アトピーやじんましんなどの皮膚疾患、高血圧、突発性難聴などがよく挙げられますが、これらもまたほんの一例でしかありません。実際には、世の中に存在する多くの疾患の大多数が、多かれ少なかれ心身症的な側面をもつものと考えられています。

一方、私たち生身の人間の中で、自分は心身症とは無縁であると言い切れる人は、おそらく誰もいないでしょう。そういう私自身も、若いころには心身症は他人事だと思っていました。考えを改めたのは四〇代半ばのことです。ある朝起きて鏡を見ると、頭にたくさんの湿疹ができているではありませんか。近所の皮膚科へ行ったところ、帯状疱疹との診断です。「ストレスですね」とあっさり言った皮膚科医は、私が精神科医であると知るとニヤリと笑いました。自分自身のストレス管理は大丈夫ですかと言いたげです。当時少々厄介な問題を抱え込んでおり、それが思いのほか心の負担になっていたことに後から思い当たりました。

自分を振り返っても、患者さんを見ていても、つくづく思うのは「体は正直だ」ということです。日常のさまざまな問題に対処し解決することに夢中になり、それが自分の体に与える影響に気づかないのはよくあることです。先にも書いたとおり（第1章5「こころを支えるからだの土台」）身体管理に心がけるとともに、体が発信する警告信号に折に触れて耳を傾けなければなりません。

心身症のメカニズムについては多くの研究があり、どんな人が心身症を起こしやすいかについても諸説ありますが、体の警告信号を聞く耳をもつことは共通の鍵のようです。

例えば、シフネオスという精神医学者が考えたアレキシサイミアという性格傾向があります。これは例によってギリシア語を使った造語で、強いて訳すなら「失感情言語症」といったところでしょうか。このタイプの人は事実を客観的に観察・描写することはできる一方、自他の感情に対する共感性が乏しいのが特徴です。このため自分自身が感じているストレスを自覚することができず、従ってストレスを解消するための対処行動をとることができずに、体を壊すまで前進しつづけてしまうというのです。

この他、せっかち・攻撃的で上昇志向の強い「タイプA」と呼ばれる行動様式が、循環器疾患と関連が深いというアメリカでの報告など、心身症についてはさまざまな指摘がありますが、特定の性格やパーソナリティが問題であるというよりも、右にも述べたとおり、自分自身の体が発信する疲労やストレスのサインに対して、聞く耳をもっているかどうかがポイントになるようです。

もう一つ、ライフイベント・ストレスという考え方も参考になります。結婚・離婚、就職・退職、病気や死別といった人生の中での大きな出来事をライフイベントと呼びます。そしてストレス論によれば、つらい不幸なイベントだけでなく、結婚や子どもの誕生といった喜ばしいイベントもストレスになることが知られています。幸不幸にかかわらず生活に何らかの変化が生じるとき、私たちはエネルギーを使ってその変化に適応しなければなりません。その疲労が蓄積されて、心身症の発症につながるというのです。

忙しい生活の中でもときには立ち止まって腰を下ろし、次々に起きてくる出来事の意味をじっくりかみしめ、それがもたらす変化にどのように適応すべきか考えめぐらすこと、外から聞こえる声ばかりでなく、自分自身の内なる声に耳を澄ますこと、「忙中閑あり」の心がまえと気持ちのゆとりが、心身症を予防するうえで大切なことです。

## *10*　依存性疾患と偶像崇拝

この章「病気が与えるさまざまなヒント」では、さまざまな精神疾患について浅く広く取り上げました。限られた紙数の中、無理を承知でこのような取り上げ方をしたのは、先にも述べたとおり、これらの病気が私たちに何を教えてくれているかを考えてみるためです。

ざっとご覧になって、皆さんはどんなことを感じたでしょうか。私自身は、精神疾患がその時代の社会の在り方と深く関わっていることを、あらためて痛感しています。適応障害しかり、ＰＴＳＤしかり、依存症しかりです。

双極性障害や統合失調症など、当事者の体質を背景として脳の機能変調が生じる「内因性」と呼ばれるタイプの病気では、病気そのものの発症に社会が直接関わっているわけではありません。しかし社会的入院に象徴される患者処遇の問題などは、こうした病気の当事者や家族に対して私たちの社会がどのような態度をとっているかを鋭く問いかけてきます。精神疾患と精神医療は、どこをどう切っても必ずその断面に社会の問題が浮き彫りになってくるもののようです。

そんなことを意識しつつ、前項までに書き切れなかったことの中から、二つ取り上げて補足しておきます。

一つは、依存性疾患が示唆する現代社会の病理についてです。「一盃は人、酒を飲む……三盃は酒、人を飲む」という千利休の格言を先に紹介しました（93ページ）。この言葉が示すとおり、依存性疾患では行為の主体と客体が逆転しています。もともと消費の対象であるはずの酒が、逆に人に対して消費を強いるようになり、酒が主人となって人を支配するという倒錯が生じているのです。聖書の読者であれば、この構図からおのずと連想することがあるのではないでしょうか。十戒の筆頭におかれた第一、第二の戒めです。

「わたしは主《しゅ》、あなたの神……である。あなたには、わたしをおいてほかに神があってはならない。」

（出エジプト記20章2～3節）

「あなたはいかなる像も造ってはならない。……あなたはそれらに向かってひれ伏したり、それらに仕えたりしてはならない。」

（同20章4～5節）

依存性疾患では、依存の対象がその人にとっての神になっています。神ならぬものが神になっているのです。また、アルコール依存症においては酒が主《あるじ》となり、人生に見せかけの意味を与え、もっぱら酒ばかりを求めるよう人に仕向けます。そして人は酒に向かってひれ伏し、これに仕えているのです。酒に限らずギャンブル、ゲーム、スマホなどあらゆる依存の対象は、いずれも「金の雄牛」（出エジプト記32章）の代替物に他なりません。荒野のイスラエルの民が陥ったのと同型の倒錯の姿が、あらゆる依存性疾患を等しく特徴づけています。

ぜひとも誤解しないでいただきたいのですが、ここで私は個々の依存症者の信仰が誤っているとか、信仰の不足のために依存症になったなどと主張しているのではありません。依存症は報酬系の乗っ取りによって発症するものであり、誰でも陥る可能性があるものです。けれども、その病気の現実を巨視的な視点から見渡すとき、思いがけず神と人との関係のほころびがそこに浮かび上がってくることを指摘したいのです。

依存性疾患の項（第2章7）で見たとおり、依存性疾患が急増しつつある現状の背後には、人の欲望を掘り起こしかき立てて需要をつくりだし、そこにビジネスチャンスを見いだそうとする、現代社会のあざとい本質があります。「拝金主義」という昔からの表現がいみじくも言い当てているとおり、それは金を神とする偶像崇拝に他なりません。現代社会そのものが深く重く病んでおり、個々の患者はそうした病に巻き込まれた被害者ともいえるでしょう。

神ならぬものに私たちを仕えさせようとするこの病の力は、極めて強いものであり、すべての人がその脅威にさらされています。危険な果実の甘みを楽しんでいながら、さしあたり症状を呈することもなく、身に迫った危険に気づきもしない健常人の鈍感さこそ、実は最も危ういのかもしれません。

依存性疾患の病理をこのように見立てることができるなら、その回復過程に神と人との関係の修復を重ねてみることも同様に可能です。依存性疾患から回復することは、消費の対象を祭り上げていた神の座から降ろし、神を神、被造物を被造物とする本来のわきまえを取り戻すことでもあります。それは依存症の当事者に限らず、誰もが本当に必要としていることですが、私たちはなかなかそれに気づくことができません。

「神さまより大事なものがあっちゃいけない」とつぶやいて、陥りかけていたスマホ依存から引き返した統合失調症の若者のことを思い出します。彼のこの言葉は依存性疾患の予防法としてばかりでなく、私たちの生活を健やかに保つ決め言葉として生かせるものですが、神の不在が多くの人々の共通認識となっている今日では、なかなか人の耳に入りません。そうした時代の空気が、依存症を蔓延させる一つの条件でもあるのでしょう。

たとえそんな状況でも、あるいはそんな状況であるからこそ、聖書の伝える叡智《えいち》を身をもって証しする責務が、私たちにはあるはずです。第４章でご紹介するＡＡ（匿名断酒会）の12ステップは、そのための有力なヒントを私たちに与えてくれています。

## 11　自殺について

第2章の終盤にあたって補足しておきたい第二のテーマは、自殺の問題です。統計で見る限り、日本人のメンタルヘルスは決して悪い状況にあるわけではないが、ただ自殺だけが例外であると先に述べました（20ページ）。その件についてです。

日本人の自殺率は図に示すような年次推移をたどってきました。大きな屈曲点として記憶されるのは一九九八（平成一〇）年です。第二次世界大戦後、毎年二万人台であった自殺者数が、この年は三万人台に急増しました。結果的に日本人の自殺率は世界でトップクラスの高い水準に達し、その状態がその後一五年間にわたって続いたのです。

一九九八年に自殺率の激増をもたらした原因が何だったのか、事の性質上、百パーセント確かなことは誰にも言えません。ただ、ある程度確からしい推測は可能です。一九九〇年代の日本の社会はバブル崩壊後の長期慢性的な不況状態にありました。そんな中で一九九七年には金融機関の破綻が相次ぎ、一九九八年には完全失業率が四パーセントという数字に跳ね上がります。経済の専門家ではないのでこの数字の意味を正確に説明することはできません

自殺者数の年次推移

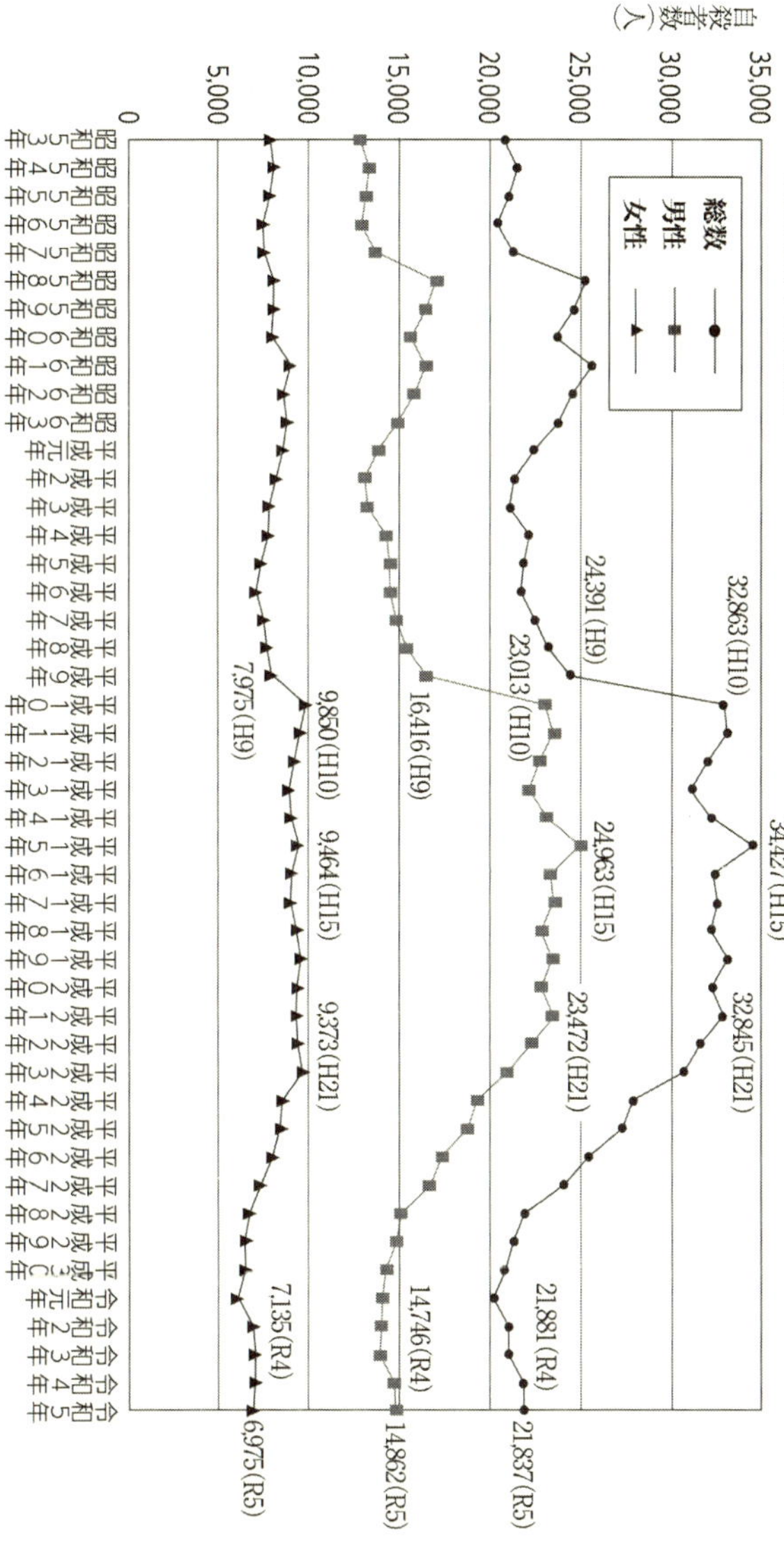


資料：警察庁自殺統計原票データより厚生労働省作成

が、それが度外れに大きな数字であることはわかります。そして時代や地域を問わず、失業率と自殺率がよく連動することが指摘されてきました。さらにこの時期の日本人の自殺統計を見るとき、中高年男性の自殺率が極端に高いことが誰の目にも明らかでした。これらを考え合わせ、この時期の自殺の激増は、失業率に象徴される不況下の困難が、勤労世代の男性を直撃した結果であろうと推測することができます。

いったん跳ね上がった自殺率はその後も毎年、高い水準を記録しつづけました。二〇一〇（平成二二）年を過ぎるころからやっと低下傾向が見られるようになり、二〇一二（平成二四）年には一五年ぶりに年間二万人台に下がります。その後も自殺件数は減少を続け、自殺問題は落ち着いたかに見えていたところへ、新型コロナ禍の本格化に伴って二〇二〇（令和二）年度から再増加に転じたこと、そしてこの傾向が若年女性で顕著であることが報じられたのは、記憶に新しいところです。

要するに、いったん収束していた自殺問題がコロナ禍で再燃したということなのですが、こうした論じ方に私は首を傾げざるを得ません。理由は単純なことで、二〇一〇年代後半にも自殺問題は収束してはいなかったのです。確かに日本の社会の自殺件数も自殺率も、一九九八年に始まる一五年間の異常な高値に比べれば低下してはいました。しかしその後も世界的に見れば日本人の自殺率は依然としてトップクラスの高水準にあり、とりわけ女性の自殺率は常に高かったのです。

例えば二〇一七年五月一九日の毎日新聞は、最も新しいデータで比べた場合、日本人の自殺率は世界で六番目に高く、女性に限っていえば三番目に高いことを報じていました。どの年度をとっても概ね同様です。コロナ禍がもたらした社会の状況はこうした傾向を増強したものに過ぎず、日本人とりわけ日本人女性の自殺は一貫して世界で最悪の水準にあったのです。なぜこのことが国家的課題として取り上げられてこなかったのか、理解に苦しみます。

そもそも人はなぜ、自ら命を絶つようなことをするのでしょうか。この問題について、「日本人にはもともと切腹という文化的伝統があったではないか」と海外の友人から言われたことがあります。それは確かに事実ですが、名誉を重んじるがゆえに潔く自ら命を絶つという習慣は日本に限られたものではなく、貴人や武人の間に世界各地で見られたものでした。新渡戸稲造はキリスト者でしたが、英語で書いた『武士道』の中で切腹の習慣を擁護し、ヨーロッパにもギリシア・ローマの古典古代には同様の発想や行動が広く見られたことを指摘しています。そして現代のヨーロッパ人にとってそれが過去のものであるのと同じく、私たち日本の庶民にとっても名誉ある自決は過去の伝統でしかありません。

現代人の自殺の背景については、心理学的剖検法と呼ばれる詳細な研究が多くの研究者によって行われています。剖検とは「解剖検査」のことであり、亡くなった人の死因を明らかにするために行われる遺体の解剖が原義です。これになぞらえ、不幸にして自殺を遂げた人が残したデータを徹底的に分析することにより、自殺の背景を究明しようとするのが心理学的剖検法です。

アメリカから始まり、日本でも行われたこの種の研究が明らかにしたのは、自殺既遂者のほとんどは自殺を企てる直前に、何らかの精神的な変調を来しており、医療的な援助が必要であったということでした。自殺は個人的な決断の問題ではなく、「冷静な判断に基づく覚悟の自殺」は今日ではまずあり得ないことが明らかになったのです。

そうとわかれば、私たちはあらためて自殺予防に社会を挙げて取り組まねばなりません。援助を必要としている人に援助を提供することができず、世界でも最悪レベルの自殺が発生しているのが現状だからです。自殺率を大きく引き下げることは努力次第で可能であり、海外ではフィンランドにその実例があります。フィンランドは日本よりもうつ病がはっきり多いのに、自殺ははっきり少ないのです。まず、この事実から出発しなければなりません。

# 12 あらためて病の意味を問う

「病にはメッセージがある」という牧師さんの言葉（28ページ）から説き起こし、そこに託される二つの意味のうち、まずはそれぞれの病気が社会との関係でどのような意味をもっており、そこから何を学べるかということをこの章で論じてきました。

ここで視点を変え、それぞれの当事者の人生にとって、病という体験がどういう意味をもつかということに注目したいと思います。「病にはメッセージがある」と言ったとき、件の牧師さんが考えておられたのも、そういう趣旨のことだったのでしょう。

といっても、郵便受けに手紙が届くような具合にメッセージが向こうからやってくるわけではありません。出来事の中にメッセージを見いだそうとする人の意志的な働きがあり、その結果として病がメッセージをもつものとなるのです。ですから牧師さんの言葉は、「人は病の中にメッセージを読みとろうとするものであり、そのような姿勢で臨むならメッセージは必ず見いだすことができる」と言い換えてもよいでしょう。

この考え方は、第1章12で言及したフランクルのそれと一致するものです。アウシュヴィッツからの生還者である精神科医フランクルが「人生の意味を見いだす」ことをテーマとしてロゴセラピーを創始したことを先に述べました（64ページ）。フランクルには「人間は意味を求めるものである」という大前提があり、そうであるからには「人生の意味は必ず見いだせる」という信念がありました。この信念の正しさを論理的に証明することはできません。ただ決断と実践によってその貴さを実証する道があるだけです。フランクルに倣って「人間は意味をつくりだす存在である」と言ってもよいかもしれません。

新約聖書の福音書の中に、生まれつき目の見えない人の癒やしの物語が出てきます。通りすがりにこの人を見て、弟子たちがイエスに尋ねます。

「ラビ、この人が生まれつき目が見えないのは、だれが罪を犯したからですか。本人ですか。それとも、両親ですか。」

（ヨハネによる福音書９章２節）

弟子たちのこの聞き方が、私たちの注意を引きます。「誰かが罪を犯したからですか」ではなく、「誰が罪を犯したからですか」、つまり生まれつき目が見えないのは誰かの罪であることが、暗黙の前提として弟子たちにあります。古代人らしい迷信でかたづけることはできません。そのことは、この種の悩みにつけ込む霊感商法が、今日のわが国でも後を絶たないことを見れば一目瞭然です。

意味を問う存在である人間は、病気や障害といった困難を単なる偶然や不運で済ますことができず、そこに意味を見ようとします。「悪行の報い」や「先祖の祟《たた》り」といった因果応報の発想は、古来、至るところで人々を虜《とりこ》にしてきた不幸な「意味」の典型でした。意味を問う自由を人は与えられていますが、見いだしてはならない誤った意味があり、受け取ってはならない間違ったメッセージがあることをも、私たちは知らなければなりません。

「イエスはお答えになった。『本人が罪を犯したからでも、両親が罪を犯したからでもない。神の業《わざ》がこの人に現れるためである。』」（同書９章３節）

この答えは二つに分節できます。答えの前半は、「生まれつき目が見えないのは誰の罪でもない」ということ、つまり「病や障害と罪とは無関係である」ということです。簡潔明瞭なこの宣言が、人類に与える価値の大きさは計り知れないものがあります。今もこのような言葉を待ち望む当事者や家族が、世の中にどれほどたくさんいることでしょうか。

そして後半は、「神の業がこの人に現れるため」とあります。これは直後に行われる癒やしの業を予告し、そこに神が働かれることを告げるものです。「神の業が行われる機会を設けるために、神がことさらこの人の視力を奪った」という意味ではありません。いかなる困難と苦悩の場も、神の業が働くとき救いの場に変えられること、そしてこの世はそのような神の働きの場として存在するのだということ、救い主イエスご自身の「意味付与」の行為をそこに見てとることができます。

先に記した主イエスの言葉は、私たちが病の意味を見いだすときのお手本となるものでしょう。まずはそれが「誰の罪のせいでもない」ことをはっきり確認し、誤った意味づけや間違ったメッセージを退けることです。そのうえで、私たち自身にとっての意味をそこに見いだしたらよいのです。自分自身の意味を見いだす自由を私たちは与えられています。

私自身はさほど大きな病気を経験していませんが、駆け出しの医者のころに大きなけがをして三度手術を受け、一年以上を棒に振ったことがあります。がむしゃらに仕事をする中、当直明けの睡眠不足で無理を重ね、思いがけず転倒したのが原因でした。焦りと悔いともどかしさで思い乱れる病床に、田舎の父から短い手紙が届きました。そこに、イタリア由来という次のような格言が書かれていました。

「静かに行く者は健やかに行く、健やかに行くものは遠くまで行く」

これが私にとっての、けがの意味となったのでした。

# 第3章

# 不安と孤独の影と光

## 1　なぜ不安になるのか

不安という感情は誰でも知っているでしょう。生まれてこのかた不安を経験したことのない人は、一人もいないはずです。

不安は独特の落ち着かない感じであり、内心の落ちつかなさとあわせて、動悸や過呼吸といった身体表現を伴うので、不安を感じている人は外から見てもわかります。現代は不安の多い毎日であり、不安なしに生活できたらさぞ気持ちよいだろうと、多くの人が思っていることでしょう。

不安はまた精神疾患とも関係の深いものです。患者さんが医療機関を受診するときの主訴、すなわち患者さんがその時点で感じている苦痛の焦点として、不安はうつや不眠と並んで最も多いものかもしれません。

精神疾患はいずれも何らかの意味で不安と深く関わっています。例えば統合失調症の場合、発病の当初に妄想気分と呼ばれる極めて強い不安感がしばしば生じます。ムンクの『叫び』という有名な絵があります。そこに描かれた人物の表情、そしてこの絵の全体が、底知れな

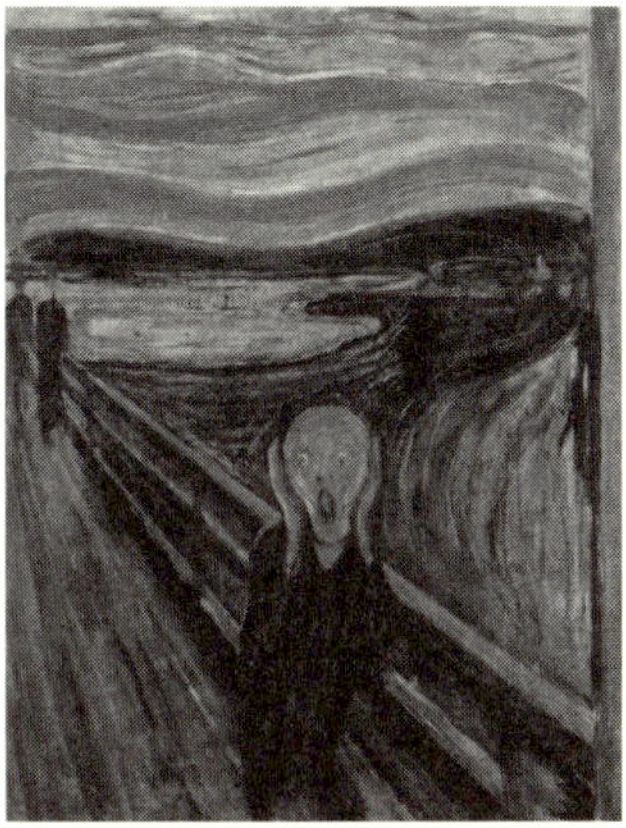

ムンク『叫び』1893年

い不安を表しています。かつてムンク自身が経験した、自分を取り巻く世界が根底から変貌し、不気味に姿を変えていくかのような病的な不安が、ヨーロッパ19世紀末の社会を覆う不安感に重ねて表現されているものと考えられています。

うつ病もまた不安と関係の深いものです。うつ病の患者さんは強い不安症状をあわせもつことが多く、そもそも抑うつ気分と不安とを区別することがそんなに簡単ではありません。気持ちが沈むから不安なのか、不安のために気持ちが沈むのか、根は一つなのかもしれません。

中には、一見したところ不安と無縁のような精神疾患も存在します。躁うつ病の躁状態などは一例ですが、この場合には当然存在するはずの不安が存在せず、そのことが逆に患者さんに重大な危険をもたらすことになります。不安の問題は、精神科臨床の中核をなすテーマといっても過言ではありません。

さて、不安はこのように不快で厄介な感情でありますが、不安というものが世の中になければいいかというと、決してそうは言えません。不安は不快な感情であるからこそ、逆に大事な役割を担っています。私たちが生き延びるためになくてはならない感情であるとすら言えるでしょう。

私たちが不安を感じるのは何らかの意味で自分や自分の大事な存在に危機が迫っているときです。例えば幼い子どものお母さんがいるとしましょう。ふと見まわすと子どもの姿が見えない、それに気づいて不安になったとします。お母さんは不安に駆られて子どもを探し、見つかって初めて安心するでしょう。この場合、お母さんの不安は子どもを探し、その安全を確認する行動の引き金となり、また駆動力となっています。不安という感情の介在がなかったら、そこまで急いで子どもを探すこともなく、その結果深刻な事態を招いたかもしれません。

このような不安の役割は、身体における痛みの役割とよく似ています。痛みもそれ自体は決して好ましくない不快な刺激ですが、痛みがあるおかげで私たちは自分の体を傷つける刺激の存在に気づき、体の内部の異変に気づくことができます。ハンセン病の患者さんは、病原体の作用によって知覚神経が冒されてしまうため、痛みを感じることができなくなります。そのためにけがや火傷でひどい傷を負うことがありました。痛みという現象は、私たちが安全に生きていくうえで必要不可欠な警告信号です。不安もこれと同様に私たちの安全を守る心の警告信号と考えることができるでしょう。

# 1 月刊行予定

## 聖書における和解の思想
左近 豊 編

## 聖書の基礎知識　新約・旧約外典篇
C. ヴェスターマン／F. アーヒウス　吉田 忍 訳

## 説教黙想アレテイア叢書　創世記 1–28章
日本キリスト教団出版局 編

## 編集者イチ推しの本『信徒の友』掲載分より

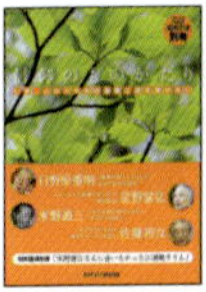

### 信徒の友別巻 信仰のものがたり
信徒の友編部 編

●B5判変型 並製・80頁・定価1,100円《2011年3月刊》

著者は日野原重明、星野富弘、佐藤初女、水野源三の4人。それぞれに名の知れたこれらの著者が、自らの生き方の根底にあるキリスト教信仰について語る。聖路加国際病院の理事長日野原は「よど号ハイジャック事件」の衝撃を通して生き方を問われた。星野は事故によって身体機能の多くを失ったことを通して信仰に導かれた。佐藤は悩みを抱えて生きる人のためにと主宰する「森のイスキア」の働きを通して「奉仕の人生」に生きた。「まばたきの詩人」と称される水野源三は自身の作品（詩、短歌）を通して脳性麻痺の人生に与えられた神の恵みを語った。一人ひとりが一冊の本の著者としてもいいほどに、世に話題を提供し続けた人ばかり。本書はその4人が、それぞれにキリスト教の「信仰のものがたり」を語る貴重な証言集であり、ふんだんな写真がその物語を彩る。出版時、水野はすでに故人であったが、他の3人も今や地上の生涯を終えている。（伊東）

# まといつもいっしょ

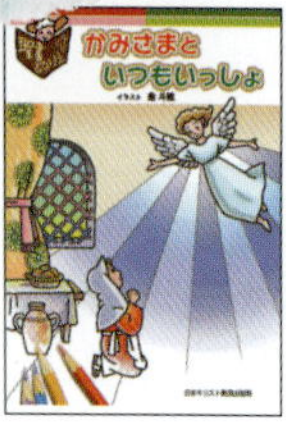


## 金斗鉉 イラスト

「天地の創造」「バベルの塔」「十戒」「五つのパンと二匹の魚」「最後の晩さん」「パウロ（サウロ）の回心」など、旧約聖書・新約聖書における22の名場面のぬりえを収録。かわいいイラストで描かれており、ぬりえをしながら、聖書のおはなしに親しめます。

●B5判 並製・48頁・定価1,100円《11月刊》

# 70歳からのキリスト教
## 聖書でたどる人生の旅

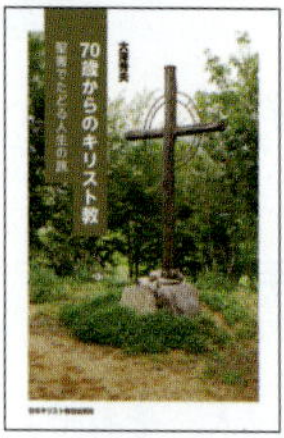


## 大澤秀夫

年を重ねて向き合う問題が移り変わるとともに、聖書は新しい気付きを与えてくれる。本書はそうした聖書探索の旅へ読者を誘う。旧約編では高齢となった聖書の人物を取り上げてその生き方から学び、新約編では場所に注目し、高齢者の生き方のヒントを示す。

●四六判 並製・128頁・定価1,540円《11月刊》

皆川達夫セレクション 全3巻

# 音楽も人を救うことができる

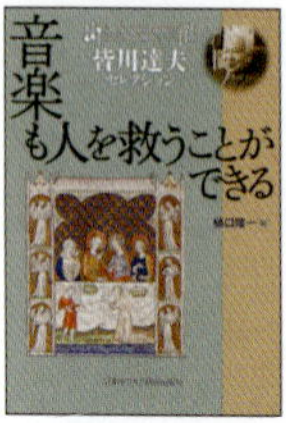


## 皆川達夫　樋口隆一 編

戦後日本に西洋古楽の魅力を広めるとともに合唱指導者としても活躍、キリシタン音楽研究でも知られる一方、ワイン、ミステリーなど多彩な趣味を持つ著者が遺した書籍未収録のエッセイ、講演録、鼎談等を通し、著者の幅広い業績とその人柄を偲ぶ。

●A5判 並製・258頁・定価3,960円《10月刊》

子どもの不在に気づいて母親が感じる不安は、人間ばかりでなく多くの動物に見られるものだろうと思います。一方、人間に固有の不安があるとすれば、将来に対する不安ではないでしょうか。私たちの抱く不安の多くは、予測や予想と関連しています。競技が始まる前の不安は、うまくいくだろうか、失敗しないだろうかという想像から発するもので、いざ競技が始まって夢中で没頭するときには、緊張はあっても不安は既に消えているでしょう。人間以外の動物がどの程度「予測」をするかわかりませんが、人間が飛び抜けて予測に長けていることは間違いありません。

予測して不安になり、不安を取り除くために準備をして、よりよい結果を手にすることが不安の効用です。予測につきもののこうした不安は、個人の成長と人類の発展の原動力の一つですが、一方では無益で過剰な思いわずらいの一因にもなってきました。その種の不安を私たちは「取り越し苦労」と呼んでいます。無益とわかっていても取り越し苦労を止められない私たちに、こんな声が聞こえてきます。

「だから、明日のことまで思い悩むな。明日のことは明日自らが思い悩む。その日の苦労は、その日だけで十分である。」

（マタイによる福音書6章34節）

## 2　不安は伝染する

不安と恐怖は微妙に違いますが、その違いを言葉で説明しようとすると案外難しいものです。不安は漠然とした捉えどころのないもの、恐怖はより差し迫った強い感情、そのぐらいの区別にとどめ、まとめて扱うことにしておきましょう。

不安や恐怖が、それを感じた人の安全を守る警告信号として働くことを先に述べました。同時にまた、これらの感情は集団の中で人から人へと伝わる信号としての役割をもっています。おもしろい実験があります。ザリガニを使った実験です。

まず、水槽にザリガニを一匹入れ、水槽の水をかき回すなどしてザリガニを脅かしてみます。ちょっと気の毒ですが、傷つけない程度にほどほどに脅かすのです。当然ザリガニはびっくりして逃げ回ります。

次にこのザリガニを取り出し、それまでは静かな環境に置かれていた別のザリガニをこの水槽に入れてみます。すると後から入れられたザリガニは、第一のザリガニと同じように慌てふためき、あたかも自分自身が脅かされたような行動を取るというのです。いったい何が起きたのでしょうか。

第一のザリガニが脅かされたときに何らかの物質が水中に放出され、第二のザリガニはその物質に反応して、あたかも自分が脅かされたかのような行動を取った、そのように考えるのが最も自然な解釈です。そして、脅かされたときのザリガニの反応を人間の不安や恐怖と等しいものと仮定するなら、この実験が教えているのは不安や恐怖が個体から個体へと伝染するということです。

これはザリガニ集団の生存にとって重要な意味をもっています。つまり一つの個体が危険にさらされたとき、不安や恐怖が伝達されることによって、近くにいる同種の個体が危険に備えることができるからです。そのことによって、現実の危険にさらされている第一のザリガニの生存確率が高まるわけではありません。しかし、周囲の他のザリガニ個体が生き延びる可能性は高まるのですから、ザリガニ集団全体にとっては大きな利益です。つまり、不安や恐怖の伝達には利他的な意味があるとも言えることになります。

人間の不安もまた伝染する性質をもっています。先ほどの幼児と母親のたとえに戻り、お母さんたちが集まっておしゃべりしているときに、そのうちの一人が「あら、うちの子どこに行ったのかしら」と不安な様子を示したとしましょう。すると、その場に居合わせた他のお母さんたちも心配になって、自分の子どもの所在を確かめようとするはずです。この場合、最初のお母さんの抱いた不安がお母さんグループの全員に伝染し、グループ全体が安全を確保するための警告信号として働いたことになります。このように不安という感情にはそもそも伝染する性質があり、そのことによって個人ばかりでなく集団に対する警告信号の役割を果たすのです。

もちろん人間の場合、ザリガニのように物質が放出されて伝わるわけではありません。先に述べたように不安は表出を伴っており、おびえた表情や声の調子などにおのずと表れます。そしてそれを見た人々が、自分自身の不安の回路を刺激されて不安を感じるのです。

共鳴という物理現象をご存じでしょう。一つの音叉《おんさ》を鳴らしておき、そのそばに同じ振動数をもつ音叉を近づけると、第二の音叉もやがて鳴り始めます。空気を通して音叉の振動が伝わるのです。この現象に似て、私たちの中枢神経系は他の人間の不安に反応して、自分自身も不安を感じるような共鳴の構造を生まれつき備えています。不安だけでなく、喜怒哀楽の情動一般に伝わる性質があるでしょうが、不安や恐怖は危険に対する警告信号であるだけに、とりわけ伝染する性質が強いように思われます。

不安や恐怖が伝染することについて、私たちは多くの実例を知っています。最近では何といっても新型コロナ禍ではなかったでしょうか。

二〇一九年一二月に中国の武漢で発見された新型コロナウイルスSARS-CoV-2は、わずか数カ月のうちにパンデミックと呼ばれる世界的な流行をもたらしました。その感染力は恐るべきものでしたが、ウイルス以上に強い伝染力を示したのはこの病原体に対する不安と恐怖だったでしょう。蔓延する不安と恐怖が私たちの予防行動を促す役割を果たす一方、社会全体の空気を息苦しくし、人々の間に不信と対立の種をまいたのは記憶に新しいところです。とりわけ精神疾患を抱えてもともと不安になりやすく、不安を刺激する情報や状況の変化を警戒しながら過ごしていた人々にとって、コロナ禍の期間はつらい日々の連続でした。

コロナ禍が収束した後も、世界ではロシアのウクライナ侵攻や中東の戦乱、国内では震災や水害など、不安を誘発する事態には終わりがありません。大谷翔平選手の通訳が違法賭博で訴追されたニュースを見て、オンラインカジノで失敗した苦い体験を思い出し、数年来の安定が崩れてしまった統合失調症の患者さんもいました。「摂食障害は伝染病である」という指摘（98ページ）もまた、こうした不安の連鎖に関わるものといえるでしょう。

交通と情報が発達し、人口が急激に増えた今の地球は巨大な水槽のようなものです。その中で一匹のザリガニが感じる不安が、瞬く間に世界中を覆って広がるような、そんな時代に私たちは生きています。不安の過剰な伝染と増幅を抑え、安心を発信し共有する知恵と工夫でこの水槽を満たさなければなりません。

## 3　病的な不安と現実的な不安

不安は個々の人間に対する警告信号であると同時に、人から人へと伝染することによって、集団にとっての警告信号としても働いていることを本章1、2で述べてきました。不安自体は正常かつ必要な現象であり、何ら病的なものではないのです。

それにもかかわらず、不安はしばしば厄介な症状として治療の対象となります。これはなぜなのでしょうか。

一つの理由は、不安が多くの精神疾患につきものの苦痛に満ちた副産物であり、その苦痛を和らげることが治療上必要だからです。統合失調症の発病時に見られる、妄想気分と呼ばれる底知れない不安感はその一例です（118ページ参照）。また、うつ病の抑うつ気分にも必ずといってよいほど不安がつきまといます。こうした不安は耐えがたいもので、統合失調症やうつ病の重症度を決定する要因の一つでもあります。

不安が副産物にとどまらず、主訴や主要症状として訴えられる場合もあります。全般性不安障害はその典型例で、不安をひきおこすような客観的な状況は何も見当たらないのに、なぜか些細《ささい》なことが気にかかって仕方なくなるものです。仕事で小さなミスをすれば、取り返しのつかない損害を出してクビになるのではないか、家族が出かければ、出先で事故に遭うのではないかなど、際限なく不安にさいなまれるものです。「空が落ちてくるのではないか」と恐れて食事も睡眠もとれなくなり、「杞憂」という言葉のもとになった古代中国の人物は、こうした症状にとらわれていたのかもしれません。

第2章6で取り上げたパニック障害は、強い不安を伴うパニック発作を主症状とするもので、こうした病的な不安の一つに数えることができるでしょう。

さらに不安がむき出しの形のままでなく、複雑な症状に加工されて現れる場合もあります。強迫性障害はその一例です。意味もなく何かが気になって仕方がないという強迫観念と、何らかの行為を無意味と知りながら際限なく反復してしまう強迫行為が主症状で、「手が汚れている気がして仕方がない」という不潔観念を、手を洗いつづける洗浄強迫によって防衛するという具合に、強迫観念と強迫行為がセットになっていることが多いのです。手洗いという行為にときには何時間も没頭しつづけている姿は痛ましいものですが、それを続けている限り気持ちは平静です。しかし、自分でも何とかしたいと考えてこの行為を止めようとすると、とたんに強い不安が襲ってくるのです。このことから、強迫行為という目に見える症状は、自分でもわけのわからない見えない不安を抑えるための防衛操作であることがわかります。

強迫性障害は以前には強迫神経症と呼ばれていました。強迫観念や強迫行為は何らかの心理的な原因によるものと想定され、その原因を突き止めて取り除くためにさまざまな精神療法が試みられました。しかし概して成果が乏しく、強迫神経症は「難治」のレッテルが貼られていました。その後、強迫性障害（強迫症）と名称が改まり、行動療法や薬物療法の有効性が報告されるにつれ、「難治」というイメージはずいぶん和らいできています。この強迫性障害もまた、右に述べたとおり「不安」をテーマとする精神疾患の一つです。

以上に述べたさまざまな病気の場合、不安は警告信号としての本来の役割を失い、厄介な症状になってしまっています。質的あるいは量的に逸脱した、病的な不安といってもよいでしょう。こうした不安が生じたときには、専門家である精神科医の力を借りるのが正解というものです。幸い今日では、気軽に受診できる精神科の医療機関が身の回りにずいぶん増えてきました。日本ではまだまだ精神科を受診することへの心理的なハードルが高いようですが、人は誰でも体の調子を崩すのと同じように脳の調子を崩すこともあるものです。自分自身で扱い切れないこの種の不安を感じたら、いたずらに自力で頑張りすぎることなく、適時に精神科を受診していただきたいと思います。

ただ、そういうことではかたづかない不安もあります。病的な不安はつらいものですが、専門家の力を借りて治療すべきものであるという意味で、対策の方向性ははっきりしています。私たちがしばしば扱いかねるのは、むしろ健康な不安、すなわち警告信号として働く本来の不安の方ではないでしょうか。警告信号の背後には何らかの現実の危険が存在していきます。現実に存在する諸々の危険の数が多く、程度が深刻であり、解決の見通しが立たないとき、そこから派生してくる不安もまた頻度と程度と持続期間を増して私たちを圧迫するものとなります。現実の危険に由来する現実的な不安こそ、病的な不安にも増して今日の私たちを悩ませる頭痛の種といえるでしょう。

こうした現実的な不安によって引き起こされる精神的な変調の代表的なものが、第2章3で取り上げた適応障害です。そこで解説したとおり、適応障害ははっきりした特定のストレス因によって生じる精神や行動の変調の総称です。そしてそのストレス因の中に、職場や家庭や地域におけるありとあらゆる困難を数え上げることができます。

そのように考えるなら、不安を主題とするさまざまな精神疾患を、病的な不安に関わるものと現実的な不安に関わるものに大別することができるかもしれません。パニック障害や強迫性障害など、昔から神経症と呼ばれてきたさまざまな疾患はすべて病的な不安に属します。これに対して現実的な不安に関わるものが適応障害ですが、その適応障害が昨今の精神科の外来において、初診時の診断として最も多いものになりつつあるのが実情です。

## 4　「不安ゼロ」がゴールではない

前項では、不安という現象を病的な不安と現実的な不安に分類してみました。それぞれの不安に私たちはどのように対処したらよいでしょうか。基本原則は単純です。

病的な不安に関しては先にも述べたとおり、精神科医など専門家の力を借りて治療し、取り除くに限ります。一方、警告信号としての現実的な不安は、その背景にある現実の危険や問題に由来するのですから、そうした危険や問題を解決する他に方法はありません。原因を取り除けば、不安という結果もおのずと消えていくでしょう。

わかりきった話ですが、実際は簡単ではありません。先が見えず危険がいっぱいの日々の生活の中で、警告信号としての現実的な不安は次から次へと起きてきます。それらの原因を首尾よく取り除けないこともしばしばあり、終わらない不安の連鎖に私たちは疲れきってしまいがちです。こうした現実的な不安に対して、医療は症状を軽減することはできても原因を取り除く助けにはなりません。けれども、ヒントになることを医療の中から拾うことはできそうです。

精神科臨床の経験が不安について教えることとして、「不安をゼロにすることが目標ではない」ということが挙げられます。わかっているようで、しばしば忘れがちのことです。

不安を主症状とする病気の例として、全般性不安障害やパニック障害を先にご紹介しました。こうした病気の治療が終わりに近づき、ゴール間近になって歩みが乱れることがあります。不安と長い間闘ってきた患者さんにしてみれば、不安という感情とすっかり縁を切りたいと思うのも無理はありません。その結果、少しでも不安を感じることがあると、「まだ治っていない」とか「再発するのではないか」といった懸念を抱いてしまい、そのために治療を終結することが難しくなってしまうのです。

実際には、不安をゼロにすることはできない相談ですし、それは治療のゴールにもなり得ません。感じるべきときに感じるべき不安をほどよい程度に感じること、そして不安を解消するために頭を働かせ、必要な援助を求めて行動できること、そのような柔軟さを取り戻すことこそ、正しいゴールなのです。

治療にあたっては患者さんにこの点を説明し、病気にかかる前の感覚を思い出してもらうよう努めます。症状を抑えるために使ってきた抗うつ薬や抗不安薬を徐々に減らしていき、とりわけ最後の一錠を中止するときには慎重に行います。中止した後も、抗不安薬を何錠か財布などに入れ、いざというときには飲めるよう携行することもよくあります。不安は心理的な条件に影響されやすいものですから、こうした「お守り」をもち歩いているだけで安心できるものですし、そうした対策をとることは少しも恥ずかしいことではありません。

こうした例を挙げたのは、不安障害の患者さんだけでなく、広く一般に、「不安ゼロ」を求める誤った心理が横行しているのではないかと懸念するからです。重ねて記しますが、不安そのものは私たちが生きていくために必要なものであって、ゼロにすることはできません。言い換えるなら、不安をまったく感じない人が強いのではなく、先回りしてすべての不安を予防しようとする人が賢いのでもありません。感じるべき不安を適切に感じ、それに対して合理的に行動できることが私たちの目標であり、それを実行できる人が賢明なのです。

こうした目標に向けての具体的な工夫はいろいろあるでしょうが、例えば不安を以下のように分類することは役に立つかもしれません。

一　自分自身の努力と工夫次第で、取り除くことのできる不安
二　自分一人の手には余るが、誰かと協力すれば取り除くことのできる不安
三　人間の努力では取り除くことのできない不安

第一のタイプの不安は、特に若いときには成長のきっかけになり得るもので、努力や工夫

の結果として不安を取り除くことができればその体験は自信を築く基となるでしょう。

第二のタイプの不安は、「誰か」が誰であるかによって実際の在り方はさまざまです。家族や地域で協力して解決できることなら、これまたそうした集団の成長のきっかけとして役立てることもできるでしょう。しかし実際には一国の国民全体、さらには人類全体を巻き込んで広がる不安というものがあり、グローバリズムの時代を迎えてこの種の不安が私たちの身の周りには実に多いのです。地球温暖化による海面上昇で、国土水没の危機にさらされているツバルの人々の抱く不安は、原理的には取り除くことができるはずですが、それを実現するには人類全体の協力が必要です。取り除けるはずの不安も、協力が実現できなければ第三のカテゴリーに数えられることになってしまうでしょう。

第三のタイプの不安の典型は、人の人生が必ず死で終わることをめぐる不安です。これは最も厄介な不安であり、結果はどうにも変えようがないのですから、私たちはその事実を受け入れるしかありません。けれども、死にまつわる不安をただ受け入れるだけでなく、何とか乗り越えようとする工夫や努力がここでもまた活発に行われ、その中から諸々の宗教や数多くの偉大な芸術作品が生み出されてきました。不安が大きく深刻であるほど、生み出される成果もまた大きいといえるかもしれません。

「不安をゼロにすることがゴールではない」とは、この意味でも正しいことといえそうです。

## 5　外からくる不安と内にある不安

不安対策について、もう少し続けましょう。

「不安は伝染する」ということを先ほど指摘しました（第3章2）。今日の社会の大きな問題は、情報通信手段の非常な進歩に伴って、伝染する不安の総量が一昔前に比べて爆発的に多くなったことでしょう。情報の量ばかりでなく、拡散する地域の広がりや拡散する速さも一昔前とは比較にならず、さらにそうした情報がインターネットやＳＮＳを介してプライベートな領域まで容赦なく侵入してくることなど、ふと気づけば情報の洪水の中でひたすら翻弄されている自分に気づくのです。私のような昭和の人間は、そうした在り方自体に不安を感じてしまうのですが、そうした情報の多くが不安を煽る内容を流し込んでくることに関しては、世代を超えた危機感があるだろうと思います。

コロナ禍の期間は、まさしく地球表面の全体が不安一色に塗りつぶされた状態でした。厄介なのは、COVID-19（新型コロナウイルス感染症）に関する正しい情報は誰にとっても必要なものであったことです。いっそ耳をふさいですべて聞かないでおきたいと思うのですが、すべてを遮断してしまったら本当に必要な情報まで入ってこなくなってしまいます。幸いコロナ禍の急性期が収束した本稿執筆の時点でなら、安心して提案することができます。不急の情報の流入を遮断し、心の平安を守りましょう、と。

先にも紹介しましたが（125ページ）、ある統合失調症の患者さんは、一〇年以上も前にオンラインでの賭け事に手を出し、いくばくかのお金を巻き上げられたことがありました。最近では症状も落ち着いて安定した日常を送っていたのですが、ある日見るからにおろおろした様子でやってきて訴えたのは、大リーグで活躍する大谷翔平選手の通訳が違法賭博に関与したとのニュースが伝わって以来、不安で仕方がないということでした。客観的にみれば今回の事件がこの患者さんに実害を及ぼすことはあり得ないのですが、もともと昔の不本意な出来事を反復想起してしまう傾向に悩んでいた彼にとって、毎日のように繰り返されるニュースは自分の弱点をえぐるもののように感じられたのです。

「人の噂も七五日、しばらくはニュースに耳をふさいで過ごしましょう」と慰め、実際そのようにして彼は急場を乗り切ったのですが、これは決して特定の患者さんだけの話ではありません。毎日のニュースで伝えられる内容の大半が、戦争・災害・事故・不祥事で埋め尽くされています。それが嫌だからといって、ウクライナやガザや能登で起きていることから目を背けるわけにはいきません。それならなおのこと、遮断できる情報は思いきって遮断し、いわば情報の断捨離を行うことで自分の心を不安から守るよう心がけたいものです。

マイナスを遮断することばかりでなく、プラスを取り入れることも必要です。ネット空間に氾濫するおびただしい情報の中には楽しいものもたくさんあり、検索の仕方一つで好みのものを拾い出すこともできます。情報を発信する側のモラルも大事なことで、伝染する不安に対抗するには、安心を発信しなければなりません。神経性やせ症の蔓延の一因として「やせていることが美しい」というメッセージの拡散があり、欧米ではこの種の情報に法的規制がかけられていることに触れました（99ページ）。この場合、「やせていなくても美しい」ことを実感させる情報を流通させる必要があるでしょうし、現にそういう意味で重要な貢献をしているタレントなどが以前より増えてきていると思います。このことに限らず、安心を発信して人々をくつろがせるような活動に対し、社会的な顕彰がもっとあってよいのではないでしょうか。

以上に述べたのが、情報によってもたらされ外から吹き込まれる不安であるとすれば、これと対照的に私たちの心の中から湧き上がってくる不安があります。外からの不安がコロナ禍のような社会的事件や偶発的な出来事に左右されがちであるのに対して、内から湧いてくる不安は私たちの人生の持続的な課題に関連していることが多いのではないでしょうか。忙しい現代人にありがちなのは、外からの不安に対処することに汲々とするうちに、内からの不安に向き合うゆとりを失ってしまうこと、さらには内からの不安に直面することを避けるために、ことさら外からの情報で日常を埋めようとすることではないかと思います。

　それというのも、先の項目（132ページ）で三つに分けた不安の階層のうちの第三のもの、人間の力では取り除くことのできない根源的な不安は、私たちの内に内在しているものだからです。取り除くことのできない不安であれば、見ないようにして忘れておくのも対処方法の一つかもしれません。しかし、目を背けてばかりもいられません。私たちの内にあって簡単に取り除くことのできない不安は、もう一つの大事なテーマである孤独の問題と深く結びついているからです。

　自分がこの世にあって、ただ一人孤立しているのではないかという不安は、あらゆる不安の中でもとりわけ深刻で恐ろしいものではないでしょうか。この不安から目を背けたくて、私たちは外に目を向けます。しかしそれで不安がなくなるわけではありません。逃げ切れるのならば逃げてもよいのでしょうが、逃げ切れないとしたらどこかで向き直って直面する他はありません。こうして私たちは、自分自身と向き合うことを余儀なくされていきます。

## 6　ものは考えよう～認知療法のこと

孤独と不安が別々の問題ではなく互いに結びついていることを、私たちは経験的によく知っています。信頼できる人が一緒にいてくれるなら、危機的な状況でも不安は大いに軽減しますし、一掃されてしまうかもしれません。逆に孤独はそれ自体不安なものであり、危機的な状況で周りに誰もいないことは、不安を何倍にも増強するでしょう。人が本能的に群れをなすのは、この種の不安に対する備えをするためかもしれません。とはいえ、ただ人が頭数だけ集まって群れをなすだけでは、深い孤独や根源的な不安に対する備えとして十分とはいえません。不安と孤独の源は、外の世界ではなく私たちの内にあるからです。

こうしたテーマに進む前に、ちょっと寄り道をしておきたいと思います。認知療法、あるいは認知行動療法に対する関心が少し前から高まっており、診療の場面でもこれについて質問を受けることがよくあります。簡単にでも知っておくことが、不安に対処するうえで役に立つかもしれません。

認知療法について理解するには、ストレス学説とその歴史について見ておくのが、遠回りのようで早道です。

ストレスという言葉は、医学や心理学の用語として日本でもすっかり定着しましたが、もともと工学の言葉です。この言葉を医学に援用したのがH・セリエ（一九〇七〜一九八二）で、彼の理論はよくゴムボールに例えられます。

ゴムボールは圧力が加わるとへこみますが、反発力を発揮して丸い形を取り戻し、その際に弾みます。人間も同じで、外界からの負荷がかかると生理的な変化（＝へこみ）を生じますが、通常はこれに反発する力が働いて健康なバランスを維持しています。ボールをへこませる力に相当する外部からの刺激がストレッサー、これに反発して生体側に起きる防御反応がストレス反応です。ストレッサーが強すぎたり持続が長すぎたりすると、体が耐えられずバランスを失ってさまざまな病気が発生するとセリエは考えました。

こうした古典的なストレス論に対して、心理学的な視点を導入したのがR・S・ラザルス（一九二二〜二〇〇二）らでした。彼らはストレッサーそのものよりも、ストレッサーに対するその人間の主観的評価こそが、ストレスの要因として重要であると考えました。これまた私たちにはわかりやすいことで、例えば職場に問題含みの同僚がいた場合、その相手を自分に対する脅威と認識するかどうかで、受けるストレスは大いに変わってくるでしょう。

この考え方は、ストレスを個人と環境の相互作用の産物と見なすもので、そこから生まれた心理療法が認知療法です。以上の説明から想像がつくとおり、認知療法はストレッサーに対する個人の認知に働きかけることにより、ストレス負荷を軽減しようとするものですから、ストレスに関連の深い現象であれば広く応用できるものです。不安はその代表格で、ここで認知療法に言及する意図もこれで理解していただけるでしょう。

不安症やうつ病に対する認知療法については、書籍やインターネットで多くの情報が提供されていますので、関心に応じてご覧いただきたいと思います。調べてみれば、意外にわかりやすく平凡なことなので拍子抜けするかもしれません。それが認知療法のよさでもあります。

認知療法では、まずその人の認知の傾向について振り返り、自分を苦しめている要因を探索してリストアップします。例えば「十分な根拠がないのに、結果を決め込んでしまう」「物事の悪い面ばかりを見てしまう」「すべて自分の責任だと感じてしまう」といったもので、一つ一つはちょっとしたことでも、積み重なれば不安やうつを増強することになりかねません。

こうした特徴が明らかになってきたら、次はこれを修正することです。修正にあたっては、着手しやすいところから段階的にステップアップしていく行動療法の考え方が用いられることが多く、それが認知行動療法と呼ばれる所以《ゆえん》です。

認知療法は軽症から中等症のうつ病では薬物療法と同等の効果が認められるとのことですが、私自身はうつ病の治療では認知療法をあまりおすすめしていません。現に抑うつ状態でつらいさなかに、自分の認知パターンを振り返ろうとするのは、かえって患者さんの負担になるからです。一方、回復後の再発予防に関しては、認知療法は極めてすぐれたものだと思います。「物事の悪い面ばかりを見てしまう」ということについては、自分を振り返って深く思い当たるところがあります。

自分の認知の癖を振り返ってチェックする作業は、自分自身を含め皆さんにおすすめしたいことです。第1章でパーソナリティに関して「汝自身を知れ」という言葉を紹介しましたが、ここでこの言葉を思い出すのも意味があるでしょう。パーソナリティは人柄の全体像に関わるもの、認知パターンはその個別的な表れであり、認知パターンの積み重ねはパーソナリティの重要な構成要素だからです。

もう一つ、認知療法について考えるときいつも思い出す言葉は、「ものは考えよう」というものです。考えようを工夫することで、世界の見え方は大きく変わってきます。それは不安や孤独についてもいえることでしょう。

## 7　分離不安と対象恒常性

不安の問題に話を戻しましょう。分離不安と呼ばれる現象があります。幼子が成長してくる中で、親や養育者から離されることを極端に恐れ嫌がるもので、生後一〇カ月から一歳半ごろに最も強くなるといわれます*。

この現象は、親や養育者に対する愛着が深まるとともに、子どもの認知能力が向上して愛着対象とそれ以外の人々を区別できるようになった結果として起きるのですから、子どもの順調な発育を示す証拠として喜ぶべきものですが、親の方はなかなか大変です。他の大人が抱っこしようとすれば大泣きして嫌がり、母親が一人でトイレに入ることも許さず、小さな全身を震わせて不安を訴える様子には、心を揺さぶる真剣味があります。

察するにこの時期の子どもは、母親がドアの向こう側に行って見えなくなると、この世の中からいなくなってしまったように感じているのでしょう。生まれてこの方、いつでも触れて確かめ、目の前に見ることのできる存在が母親でした。自分で歩ける時期が到来し、その気になれば離れることができるようになったとき、やおら離れることの恐さと不安が子どもの心の中に募ってくるのだろうと思います。

自分で自分を守る力のない子どもが保護者から離れることは、直ちに生存の危機に直結します。これまで述べてきたように不安が危険に対する警告信号であるとすれば、分離不安は生存の危機につながる状況への警告信号なのですから、これほど強い表現をとるのも納得できるというものです。分離不安はあらゆる不安の中で最も強いものであり、最も根源的なものといえるかもしれません。

分離不安の記憶は私たちが成人した後も心の奥底に潜んでおり、危機的な状況にさらされたときには再現され、私たちを脅かすことがあります。例えば、難航を極めた黒部ダムの建設現場で働く屈強の若者が、厳しい寒さと危険な労働の日々に疲れ果てて不安と不眠に陥り、医師に添い寝を求めたという逸話がありました。分離不安の再現と解釈できる現象でしょうが、この種の幼児退行は少しも笑うべきものではなく、戦場などでは同種の場面がいくらでもあったに違いありません。危険に四方を取り巻かれた生活の中で、自分を守ってくれる確かな手を感じられないことは、誰にとっても存在の根本を揺るがされる危機だからです。

けれども子どもの発達に話を戻すなら、激しい分離不安も日がたつにつれ自然に収まっていき、ほとんどの子どもが二歳を過ぎるころには卒業するといわれます。それはどのように可能となるのでしょうか。

子どもにインタビューしても答えてはくれないので、ここからは想像ですが、おそらくは子どもの心の中に、母親などの愛着対象のイメージが形づくられることによるのだろうと考えられます。分離不安の時期には、目の前から母親が見えなくなると、母親そのものが存在しなくなったかのように感じていた幼子ですが、心の中に母親のイメージが形成されるにつれ、そのイメージとの間に内面的な結びつきを築き、この絆によって愛着を確かめられるようになります。このような内面的な絆が確立するならば、母親の不在に耐えられるばかりでなく、特定の場面で母親に叱られることがあっても、母親に対する信頼と愛着は揺らぎなく維持することができます。

このように心の中の愛着対象のイメージとの間に確かな絆を結ぶことを、発達心理学の言葉で「対象恒常性の確立」と呼んでいます。私たちは皆、愛着対象との間に対象恒常性を確立することによって、分離不安を克服してきたのです。あるいは言い方を逆にして、対象恒常性を確立するために分離不安が役立つといってもよいかもしれません。対象恒常性は分離不安を乗り越えて用済みになるのではなく、それどころか私たちがその後の人間関係を築くための、大事な基礎となるものだからです。

私たちは、人生の中で出会った人々の記憶や思い出、共に過ごした経験などからその人のイメージを形成し、自分の中に蓄えていきます。「面影」という言葉は、まさにそのようなイメージを表すものでしょう。懐かしい面影やその思い出は、折に触れて私たちを慰め励ましてくれるものであり、そのようなイメージを豊かに蓄えていることが、人生そのものの豊かさでもあります。

必ずしも人に限られるわけではありません。飼っていた動物や訪れた場所、読んだ本や絵画・音楽などの芸術作品、イベントの記憶から大事にしていた調度品まで、絆を結ぶ相手は私たちが出会ったあらゆるものに及ぶ可能性がありますが、その原型となるのは大事な人との間に確立された対象恒常性であり、その後に積み重ねられてきた人との出会いのイメージでしょう。

そして私たちが不安と対峙してこれを乗り越えようとするとき、傍らから励まし背後から背中を押してくれるのはこれらのイメージです。不安と闘う力は自分自身の中に蓄えられているのです。

＊分離不安の対象となる養育者は、実際には母親に限られるものではありません。以下での「母親」という言葉は、養育者を象徴し代表する意味で用いています。

## 8　ロビンソン・クルーソーは孤独だったか？

中学三年生のある日、何かのはずみでちょっとした議論になりました。

「人は一人だけでは生きられない」と私が言ったところ、友だちが反論したのです。

「そんなことないさ、『ロビンソン・クルーソー』を見てみろよ」

あれは作り話だから、と言うこともできたでしょうが、そうは言わずに黙ってしまったのは、ひょっとしたら彼の言うことが正しいかもしれないと思ったからでした。この友だちはやんちゃなエネルギーに満ちた少年で、成人してからは医療福祉法人を設立するなど幅広く活動し、今ではすっかり地元の名士になっています。孤島に置き去りにされても、彼ならたくましく生き延びることができそうでした。

ただ『ロビンソン・クルーソー』については、数年前にオリジナルを読み直してみて、友だちも自分が勘違いしていたことに気づきました。主人公のロビンソンは、確かに孤島で一人暮らしを余儀なくされていましたが、必ずしも孤立してはいなかったのです。

ロビンソンが編み出した工夫の中に、例えば毎日木に傷をつけることによって島で経過した日数を知り、常に日付を意識していたということがあります。これは種まきや収穫など畑仕事に必要なことでしたが、同時に故国の人々と同じ時間を刻むという心理的な意味がありました。救急現場で患者さんを診察するとき「今日は何日？　ここはどこ？　名前は何？」という三つの事柄についてチェックします。時・場所・自分自身に関する基本認識（オリエンテーション）ですが、ロビンソンは時間に関するオリエンテーションをこのような形で維持していたのです。

場所について言うなら、ロビンソンが取り残されたのは実は絶海の孤島ではなく、南米北岸のオリノコ河口からほど遠からぬ架空の島で、ヨーロッパと南米を結ぶ航路の近くに想定されていました。[*1] ロビンソンはそこで先んじて新大陸に進出したポルトガルやスペインの動静をにらみながら、自身の利益とイギリスの国益を最大化する方策を辛抱強く練っていたのです。

このようにロビンソンは孤島にあっても一人のイギリス人としての明確な意識をもちつづけ、さらにはキリスト教徒として神の摂理を信じ得ていました。「自分は何ものであるか」ということに関するロビンソンのオリエンテーションは、時や場所のオリエンテーション以上に確固たるものであり、それゆえ彼は一人でありながら決して孤立してはいなかったというのです。

ロビンソン・クルーソーは実話に基づく創作でしたが、似た事例は日本人の中にもありました。第二次世界大戦の戦闘中に友軍とはぐれ、終戦後三〇年近くも密林に潜んだ後に帰還したケースが複数あります。痛ましい出来事ですが、これらの元日本兵も日本の軍人という意識をもち、友軍が助けに来るとの期待を抱きつづけることによって孤独に耐えたのでした。

このように、何らかの共同体の一員であるとの意識をもつことができるなら、物理的に一人であることの寂しさに人はよく耐えることができます。逆にこうした大きな共同体との結びつきが見失われ、見えない仲間との絆を見いだし得ないとき、私たちの心は孤独に耐えることが難しくなるでしょう。それどころか、大勢の人々に囲まれながら孤独であるということも起き得ますし、実際に起きています。孤独かどうかを決めるのは、物理的に一人かどうかということではありません。自分が何らかの共同体の一員として、見えない仲間とつながっているかどうかどうか、それが分かれ目となるのです。

単身世帯が増え、とりわけ一人暮らしの高齢者が増えるにつれ、「孤独死」が問題とされるようになりました。人によっては「孤独死」と「孤立死」を分けて考え、誰にも看取られなかった死を「孤独死」と総称し、その中でもそもそも家族や近隣住民との関わりが希薄で、社会から孤立した状態にあった場合を「孤立死」と呼んでいるようです。[*2] この用語法を借用するなら、私たちにとってより大きな問題なのは「孤独死」よりも「孤立死」であり、従って「孤独」よりも「孤立」であるということになるでしょう。ロビンソン・クルーソーは孤独ではあったが、孤立してはいなかったといえるかもしれません。

人の好みはさまざまであり、にぎやかな街中で人に囲まれて過ごすのを好む人もいれば、人里離れた静かな環境の中で孤独に過ごすのを好む人もいるでしょう。ただ、先に述べた意味での「孤立」を好む人はいないわけではないとしても、ずっと少ないはずです。人間は社会的な動物であり、ほとんど本能的に仲間の存在を求めるからです。

何らかの共同体に結びついていないばかりでなく、共同体から疎外されることがあるならば、その人の孤立はいっそう深刻なものになります。ロビンソン・クルーソーが決して味わうことのなかった苦悩です。

＊1　ダニエル・デフォー／増田義郎（訳）『完訳ロビンソン・クルーソー』中公文庫。巻末の解説に同書の時代背景が詳しく解説されています。

＊2　行政は「孤立死」という言葉を標準とし、「孤立死」と「孤独死」を特に区別していません。
https://www.cao.go.jp/kodoku_koritsu/torikumi/wg/dai3/pdf/siryou2.pdf

## 9　孤独を悪性化させるもの

新約聖書から、逸話を一つご紹介しましょう（ヨハネによる福音書5章1～9節）。

エルサレムにベトザタと呼ばれる池がありました。この池の水が動くときに池に入って水を浴びると、病が癒やされると信じられており、池の周りには病気の人やさまざまな障害を負った人々が大勢横たわっていました。

その中に三八年も病気で苦しんでいる人がいました。イエス・キリストがそこを通りかかり、この人に「良くなりたいか」と声をかけます。するとこの人はこう答えました。

「主よ、水が動くとき、わたしを池の中に入れてくれる人がいないのです。わたしが行くうちに、ほかの人が先に降りて行くのです。」

質問と答えがかみあっていません。この人の答えは「主よ、もちろんです、良くなりたいのです」であるはずでした。しかし実際に返ってきた答えはそのことではなく、「池の中に入れてくれる人がなく、いつも誰かが先に降りていく」というものでした。三八年間、誰ひとり自分を助けてくれず、自分に関心をもってくれなかったこと、それがこの人を病以上に苦しめていたのです。

これが「孤立」ということです。周りに人はいくらでもいるのに、誰も自分を助けてはくれず、自分に人としての関心を向けてくれないこと、大勢の中で一人ぼっちであること、それが孤立です。それは自分が共同体から疎外され、仲間として扱われていないことを意味します。単に心理学的な苦痛だけなく、自分自身の存在の意義に関わる実存的な苦痛、霊的な痛み（スピリチュアル・ペイン）がそこにあります。

この逸話を、よその国の昔話と読み流すことはできません。いまの日本の社会の中に、こうした孤立がどれほど気づかれずにあることでしょうか。「いじめ」はその端的な一例です。

難病中の難病ともいえるＡＬＳ（筋萎縮性側索硬化症）の患者さんが命を絶つことを望み、医師らがそれを幇助《ほうじょ》するという事件がありました。現在係争中のこの事件について、軽々しく是非を言い立てるつもりはありません。ただ一つ気にかかるのは、この女性を本当に苦しめていたのは、果たしてＡＬＳの症状の過酷な症状と不良な予後だけだったのかということです。むしろ彼女が誰からも関心をもたれず、私たちのこの社会から疎外されていると感じていたこと、すなわち深刻な孤立こそが彼女の苦しみの源だったのではないでしょうか。

ＡＬＳという病気のつらさは私も承知しています。依頼を受けてこの病気の患者さんを訪問したことがありましたが、厳しい表情で固く押し黙ったその女性の前で、私は何一つ意味のある言葉をかけることができず、患者さんの言葉を聞かせてもらうこともできませんでした。酷薄な運命の前に無力な医療に対して、患者さんは絶望し深く憤っていたのでしょう。この女性もまた、自らの意思で苦悩を終わりにしたいと願う瞬間があったかもしれません。

それでもなお私たちがまず為すべきなのは、この人々を孤立の中に放置することなく、精いっぱいの関心を払って見守り関わることのはずです。ＡＬＳをはじめとする難病の患者さんの孤独と孤立を解消する努力を後回しにしたまま、いきなり「自殺する自由」をもちだすのでは、考え方の根本が大きく間違っているのではないでしょうか。難病患者だけでなく、生きる苦しさに悩んでいるすべての人に通じることで、孤立対策を抜きにして「自殺する自由」を認めるのは、暗に社会が自殺を奨励するようなものです。

自殺については、第2章11で触れました。繰り返しになりますが、日本人のメンタルヘルスの客観状況は統計的に見て決して悪くないのに、自殺統計だけは例外でした。コロナ禍の時期に入って、女性や若年者の自殺が増えていることが盛んに報道されました。それは事実ですが、実際には自殺はそれ以前から一貫して日本の社会の大きな問題であり、コロナ禍はそれを強調したに過ぎません。とりわけ日本の女性の自殺率は数十年来ずっと世界の最上位グループに位置しており、日本は常に女性の自殺大国だったのです。そのことがあまりにも語られていません。自殺率の高止まりの背景には、深く広く蔓延した現代日本人の孤立が透けて見えています。

では、どうしたらいいのか。カナダの自殺予防グループが発信した「TALKの原則」と呼ばれるものが世界的に注目され活用されています。このTALKという言葉はTell（懸念を伝える）、Ask（気持ちを尋ねる）、Listen（話を聴く）、そしてKeep safe（安全を確保する）という四つの動詞の頭文字をつないだものです。その全体が相手の状況への関心で貫かれていることがわかるでしょう。お互いの関心という単純で有力なヒントがここにあります。

「愛の反対は憎しみではなく無関心」という言葉が思い起こされます。* お互いの無関心が、孤立という死に至る病にお互いを追い込んでいくのです。その反対に、お互いにもう少しだけ関心をもちあうこと、それだけで世の中の眺めも自殺統計の数字も劇的に変えることができるはずです。職場でも地域でも、ボランティアベースでも、お互いに関心をもちあうためにできることはいろいろあります。そして誰かの孤立を和らげようと努めるとき、そのことを通して自分が孤立から救われていることに私たちは気づくでしょう。

＊アウシュヴィッツの生存者であるエリ・ヴィーゼルの言葉で、マザー・テレサがしばしば語ったこととして広く知られています。

## 10　同調と適応の落とし穴

孤独と孤立について考えるとき、気になる言葉が「同調」であり、「同調圧力」です。

同調とはいうまでもなく「調子を合わせる」ということで、他人の意見・主張に賛同することを意味します。もちろん、本心から賛成している場合に賛同を示すことに、何の問題もありません。問題は本心では必ずしも賛成していないのに、うわべだけ賛同したフリをする場合でしょう。どちらでもよいことについて、面倒を省きたい気持ちから同調するのなら害も少ないでしょうが、きちんと話し合うべき大事な場面や、個々人の意見の積み重ねで全体の動向が決まるような場合に、自分なりの意見があるのにそれを偽って、あるいは言えずに同調するとしたら問題です。

そうした偽りの同調に私たちが流れがちであること、そのように本心を偽ってでも同調することを求める目に見えない空気がコミュニケーションの場で働くこと、さらにはそうした空気を読んでこれに従うことを求める無形の圧力が存在することなどが、しばしば指摘されてきました。これが「同調圧力」と呼ばれるものです。

中国人の患者さんから言われたことがあります。

「中国のお医者さんは何でも言葉にするので、患者も質問したり、ときには抗議したりすることができます。日本のお医者さんは雰囲気で伝えるので、ときどき、どうしたらいいかわからなくなるんです」

なるほどと思いました。

大事なことをあえて言葉にせず、お互いに察しあうのは日本人の伝統的な流儀でしょう。日本の文化の根底に流れるこまやかで奥ゆかしい流儀ですが、診療場面のように物事をはっきりさせなければならないときには、誤解のもとになりかねません。特にそれが相手を黙らせるために使われるのは息苦しいことですし、同調圧力が集団の中で働くとき、その息苦しさは桁違いの重さになるでしょう。いじめがしばしばこの形をとることを、私たちは繰り返し聞かされています。

同調圧力に人が従うのは、孤立を恐れる心理がそこに働くからでしょう。皆が左へ行こうと言っているときに、自分だけ右へ行きたいと主張すれば、そこで一人だけ道が離れてしまいます。常に空気を読んで皆と一致する意見や行動をとることにしておけば、孤立する危険は小さくできる理屈です。

確かにそうですが、果たしてそれが解決になっているかどうか。本音を偽って同調することで、さしあたりの孤立が避けられたとしても、それで内心の寂しさを予防することが果たしてできるでしょうか。

「連帯を求めて孤立を恐れず」という言葉が学生運動の中で生まれ、多くの人を魅了してきました。これをもじって「孤立が恐くて連帯できず」と言った人がありますs。同調圧力に翻弄されて深い人間関係を営むことのできない、今どきの風潮を揶揄した辛らつな言葉です。人との深い連帯を求めるなら、時には孤立の危険を冒してでも、本当の自分を明らかに示す勇気が必要になるでしょう。

「適応」という言葉についても、似た事情があります。第2章で適応障害について説明しましたが、これについて次のような痛烈な批判を聞いたことがあります。

「適応障害というからには、適応できることが健康の証しであり、適応することが善であるという判断が前提にあるのだろう。しかし、世の中自体がしばしば大きく間違っており、人が理不尽な状況に取り囲まれている現代において、社会に適応できることが健康であり善であるとは、おかしな話ではないか」

これには注釈が必要です。第2章3でも説明したように、適応障害の定義は「ある人が特定のストレス因を処理し損ねている」事実を認定するだけで、その原因がどちらにあるかは問題にしません。例えば、職場でのストレスがきっかけとなって変調を来し、適応障害の診断を受けた人がいたとして、その原因が本人の側にあるか、それとも職場環境の側にあるかは、別に判断すべきことです。事実、結果的に職場環境の問題が明らかになることも多いのです。

適応障害という病名自体は中立的な問題であり、右の批判のような立場から社会の側の問題を指摘するときにも使えます。従ってこうした批判は、適応障害という診断名ではなく、適応をめぐる私たちの基本姿勢を検証する方向へ向けられるべきでしょう。人が環境に適応すべきなのか、それとも人に合わせて環境を改善すべきなのか。

障害の社会モデルと呼ばれるものも、これと同質の問題を提起しています。車椅子を必要とする人が外出の困難を抱えていたとして、この人の下半身麻痺を原因と考える医学モデルに対し、バリアフリーを妨げる社会環境に原因を見るのが社会モデルです。どちらか一方で割り切るわけにはいきませんが、社会モデルが私たちの固定観念を覆して環境を改善する起爆力をもっていることは疑えません。

社会モデルの発想は、困難を抱えた人々に注目し反応することを社会に呼びかけるものでもあります。単なる同調と追従を超えたこのような発想の中に、孤立を乗り越える一つの鍵が見いだせるでしょう。

## 11　不安と孤独に耐える力

「孤立」という死に至る病から人を救うのは、ちょっとしたお互いの関わりであることを先に述べました。これがいわば外向きの対策だとすれば、これと対をなす内向きの対策があります。キーワードは第３章７で述べた「対象恒常性」です。

対象恒常性とは慕わしい対象との内面的な絆のことであり、それが私たちに分離不安を乗り越えさせ、さらなる成長へと押し出す力となることを紹介した、その話の続きです。

ずいぶん前のこと、たぶん二〇代のころに韓国の政治犯の手記を読んだことがあります。軍事独裁体制のもとで自由が抑圧されていた困難な時代の韓国です。政治活動をして投獄されている筆者のもとに、母親が病気で亡くなったとの報せが届きます。それを聞かされた筆者が、心の中で呼びかけるのです。

「オモニ（お母さん）、これからはいつも一緒にいられるのですね」

読んだ途端に涙が止まらなくなりました。けれども、そのときにはよくわかっていなかったと思います。この言葉は感動的であるものの、やはり無理があると感じました。どこにも姿の見えなくなった母親と、どうして一緒にいることができるだろうか、と。

　母親はかけがえのないものです。とりわけ儒教の教えに極めて忠実な韓国人にとって、親孝行は何にも勝る人倫の基でもあります。獄中にあって母親の死に目に会えず、葬儀にも出られない筆者の痛恨は私たちの想像を超えるものがあり、それを埋め合わせるには無理にでもこんなふうに考え、自分自身を慰めるしかなかっただろう、そんなふうに寂しく理解したのでした。

　その後、年月を経る中で折に触れてこのことを思い出し、次第に感じ方が変わってきました。そして数年前に私自身の母が他界し、胸の中に大きな穴の開いたような喪失感を覚えた後、そこから回復していく中で、ああこのことだったのかと初めて腑に落ちる思いがしたのでした。

　対象恒常性にはおもしろい性質があります。誤解を恐れず思いきって要約するなら、現実の相手が目の前にいる間は、その相手との間に本当の意味での対象恒常性を確立することができない、ということです。

　これは考えてみれば当然のことで、母親がいつも目の前にいて、いつでも手で触れることができるのなら、わざわざ内なるイメージを形成する必要はありません。幼児が歩けるようになり、母親と別れて単独行動できる準備が整ったとき、母親を目で見、手で触れることができない状況に耐えることができるよう、内なるイメージが登場することになるのです。このからくりは分離不安に限ったことではなく、その後の人生の中で繰り返される出会いと別れは、対象恒常性の確立による分離不安の克服という最初の出来事を、繰り返しなぞるものでもあるのです。

このことは「別れ」というつらい体験に、別の観点から肯定的な意味を与えるものでもあります。いつも目の前に見ていた相手と会えなくなるとき、それまで私たちの心の中に散在していたその人の記憶や印象が、あらためて集められ再構成されて一つのイメージを形づくることになるでしょう。そのように形づくられ意味づけられたその人のイメージは、それ以前とは違う永続的な力をもって私たちを内から支えることになります。

亡くなった母と、これからはいつも一緒にいるのだと実感するまでに、私はしばらく時間がかかりました。韓国の政治犯は獄中という厳しい環境の中で、瞬時にしてこのことに目ざめたのかもしれません。それが無理な理屈でもなければ気休めでもなく、人を生かす現実の力であることを、今にして悟るのです。懐かしい人々との間に築かれたこのような内的なイメージが、孤立と闘う強固な足場を与えてくれるでしょう。

そう考えれば、思い当たることはいろいろあります。一人暮らしにもかかわらず、明るく落ち着いた日々を送っている高齢の人々は、目に見えない家族や仲間と心の中でしっかり結びついているのでしょう。ご自身の目には、家族や仲間が見えているのかもしれません。

私は四国の出身ですので、帰省の際によくお遍路さんを見かけます。お遍路さんは決して一人では歩きません。同行二人（どうぎょうににん）、いつでもどこでも弘法大師さんと道連れです。これまた対象恒常性の好例です。

キリスト教の暦《こよみ》で三大祭と呼ばれるのは、クリスマス（降誕節）、イースター（復活節）、そしてペンテコステ（聖霊降臨節）です。ペンテコステは復活した主イエスが昇天した後、父なる神が聖霊を遣わしたことを記念する日で、教会の誕生日ともいわれます。このうちクリスマスとイースターの意義は明らかなものですが、ペンテコステがなぜそんなに大事なのか、いまひとつわかっていませんでした。今ならわかります。天に昇って姿が見えなくなったイエス・キリストの代わりに聖霊が注がれ、信ずる者の内にキリストのイメージがはっきり記された、対象恒常性の確立記念日がペンテコステなのです。

私たちは一人ではありません。私たちの中の親しく懐かしい人々が、いつも私たちと共にいます。不安と孤独に耐える力の源が、そこにあります。

## 12　リトリートのすすめ

不安という感情は避けがたく、必要ですらあることを繰り返し述べてきました。孤独については、いっそう肯定的な意味づけができそうです。孤独は静けさをもたらし、静けさの中で私たちは自分自身と向き合い、神と出会うからです。孤独をいたずらに恐れることなく、むしろいくらか好きになってみるよう努めてみたらどうでしょうか。

福音書には、多忙な日常の中でも一人になる時間を求めて止まない、主イエスの姿が描かれています。

「朝早くまだ暗いうちに、イエスは起きて、人里離れた所へ出て行き、そこで祈っておられた。」

（マルコによる福音書 1章35節）

常住坐臥《じょうじゅうざが》、絶えず祈り、いつも神と共にある主イエスが、ことさら時と所を選んで一人になっておられることの意味を思います。翻って現代の私たちは、とりわけ都会で暮らす限り喧噪と雑音を逃れることができません。そうした環境下で自分だけの領域を確保しようと多くの人々がイヤホンを使い、さらに刺激を加重します。にぎやかな音源とおびただしい情報が寂しさを予防するかのようですが、気がつけば耳と脳はにぎやかさに依存し、空白が生じるのを恐れて次のにぎやかさに手を出していきます。

旧約聖書の預言者エリヤのことを思います。預言者とは古代イスラエルで神の言葉を託され、それを王や民に伝えた人々であり、エリヤはその代表的な存在です。エリヤは悪王アハブと王妃イゼベルに追われて命からがら逃げ込んだホレブの山の洞穴で、主の前に立ちました。激しい風が起き、地震が起き、火が起こりましたが、そのどこにも主はおられません。それらが過ぎ去った静寂の中で、エリヤは主の声を聞くのです（列王記上19章12節）。「静かにささやく声」、あるいは“a sound of sheer silence（かすかな沈黙の音）”（NRSV 新改訂標準訳聖書［英語訳聖書の一つ］）などと記される、あるかないかのか細い声が、全能の主の発せられる命の言葉の媒体でした。

主の声を聞くために、私たちはどれほど静まらねばならないことでしょうか。静まるためには沈黙しなければなりません。社会生活の中で促され、しばしば強いられさえする自己主張・自己顕示とは正反対の、活動の停止と内面への集中が求められます。そのために役立つのなら、孤独は決して悪いものではないでしょう。

自分自身と向き合い、神に心を向けるため、あえて日常から離れ、社会から距離をとって過ごすことを、英語では「retreat」（リトリート）と呼びます。キリスト教に限らず多くの宗教に見られる営みで、「寺にこもって参禅する」という古来の習慣はリトリートの一種といえるでしょう。キリスト教の諸宗派の中でもカトリックは総じてリトリートに熱心であり、修道会などによって各地に設けられた「黙想の家」がそのための好適な環境を提供しています。こうした環境を利用して一人で過ごす時間をもつことは、自分自身を見つめ直し精神のバランスを回復するうえで、好ましい効果をもたらすに違いありません。

リトリートには「撤退」あるいは「避難」という意味があり、文脈によっては「引きこもる」と訳すこともできます。一八世紀末のイギリスに、キリスト教プロテスタントの一派、クェーカー教徒のウィリアム・テュークが設立した精神障害者の療養所は「ヨーク・リトリート」と呼ばれました。気ぜわしい世間から距離をとり、安心して避難することのできる療養所は、精神の病にさいなまれる人々に温かいやすらぎの場所を提供するものとなりました。

リトリートはグループで計画することもできますが、自分と向き合い、神の声に耳を傾けるというリトリートの核心部分は、それぞれ一人で行うしかありません。また、そうでなければ意味がないでしょう。物理的に一人になるばかりでなく、日頃の自分を左右する他人の影響力から離れ、心理的な独立を確かめること、そして日本人の精神生活を窮屈にしている同調圧力から解放され、自分自身を取り戻して自由になることは、リトリートの大きな魅力です。それもこれも、一人になってはじめて可能とされることです。

一人になって自由な目で日頃の自分を見直してみるなら、違う見え方や思いがけない発見が多々あることでしょう。あれほど重くのしかかっていた不安が、何でもないことのように感じられるかもしれません。自分にとって本当に大事な人が誰なのか、あるいは自分が本当に大事にすべき相手は誰なのか、離れてみてこそわかるかもしれません。

人との交わりは大事なものであり、人のネットワークの中で支えつつ支えられることを軽んじてはいけませんが、他人と向き合うと同程度に自分自身と向き合い、神の声に耳傾けるのでなければ、私たちは自分自身を見失ってしまいます。孤独を楽しむ姿勢があってこそ、孤立に陥るのを避けることができ、不安を克服する知恵も湧いてくるのです。

# 第4章

# 折れないこころを養うヒント

## 1　脳を大事に

メンタルヘルスを維持するうえで身体的な健康が重要であることを、第1章で述べました。ここではメンタルヘルスの身体的側面について、少し違った角度から考えてみましょう。キーワードは「脳」です。

あるところでささやかな講演をしたとき、参加者の一人から「ありがとうございます。とてもよい話をしてくださって、今日は脳が喜んでいます」と言われたことがありました。「脳が喜んでいる」という表現が新鮮で、一〇年以上たった今もそのことをよく覚えています。

脳はその人の脳なのですから、脳が喜んでいるということは、その人が喜んでいることに他なりません。ただ、脳が喜んでいるという表現には、その事実を客観的な目で観察し認識する姿勢が強く表れているでしょう。観察や認識も脳の働きに違いないのですが、ここでは「脳」という言葉の即物的な響きが、観察対象の客観的な実在性を強調するものとなっています。

「観察自我」という言葉が心理学にあります。自我の働きの中で観察という働きに注目したものであり、これと対になる言葉が「体験自我」です。先ほどの例では、有意義な話を聞いて喜んでいる自分が体験自我、そのような自分を観察しているのが観察自我ということになります。体験自我も観察自我もつまるところは脳の働きなのですが、あえて体験自我を「脳」という言葉で言い表すことによって、「体験する私」と「観察する私」の区別を明瞭にしようとしたのが、この人の工夫のおもしろさでした。

第1章2「精神疾患は『こころの病』か」で、中村ユキさんがお母さんの統合失調症を「脳の病気」と言われて安心したという逸話を紹介しました。この場合は自分自身の体験ではなく、お母さんの症状についての話であり、それを身体器官である脳の不具合という「もの」の次元に問題を読み換えることによって、脳の持ち主であるお母さんという人格へのリスペクトを取り戻す意味がありました。いずれにせよ、精神現象を観察対象とするときに「脳」という言葉を使うのは、観察主体である「わたし」をやや高い位置に置いて俯瞰することにより、「わたし」の自律性を高める効果があるように思われます。

歴史を振り返ってみると、精神疾患を身体疾患と同じような臓器の不具合と見るか、それとも身体を超えた何らかの原因によるものと見るかは、長い間未解決の問題でした。てんかんという病気は今では脳の電気的異常によるものであることがわかっていますが、古代ギリシアの一部では「霊」の仕業によるものとされ「神聖病」と呼ばれていました。このように呼ばれることは患者さんたちに何の利益ももたらさず、それどころか、かえって不当な扱いを受け、治療の機会を奪われる結果につながったと言われます。これに対して強く反論したのが、医学の父と呼ばれるヒポクラテスでした。

ヨーロッパでは二千年にわたる右往左往の末、一九世紀のドイツの精神医学者グリージンガーが「精神疾患は脳の病である」と明言したあたりから、ようやく精神疾患が医学の対象として正当に扱われるようになります。「脳」という言葉はこうした歴史的経緯を背負ったものです。同時にまた、臓器としての脳の特性や、それが必要とする条件なども想起されます。

まず、脳という臓器は大変な大食らいです。重さでは体重の二〜二・五パーセントしかないのに、安静時に呼吸で取り込まれる酸素の二〇パーセントは脳で消費されます。酸素の供給が途絶えるとわずか数分で機能が低下し、さらに停止してしまうことは誰しも経験に照らして想像がつくでしょう。

脳はまた、エネルギー源として最も高価であるブドウ糖しか利用できないぜいたくな臓器でもあります。空腹で低血糖を起こせば頭が働かなくなるのは当然であり、若い人などが当たり前のように朝食を抜くのはこの点でも非合理的なことです。このように時々刻々必要な酸素とブドウ糖は、血液によって脳に運搬供給されます。その通路である血管系を健康に保っておくことの重要性が、ここからうかがわれます。「血のめぐりが良い／悪い」などという表現には、こうしたメカニズムについての古人の知識が反映されているのではないでしょうか。栄養をはじめ睡眠・運動・休養など脳の働きを維持する条件について注意を払い、その日の脳の調子を点検するよう心がけていきたいものです。

ちなみに、『漱石の思い出』としてまとめられた随想の中で、夏目鏡子夫人は漱石の精神的な変調を表すのに「あたま」という言葉を傍点付きで使っています。「あたまの調子が少しずつ変になって」「だいぶあたまもなおりかけてきて」といった具合です。この表現もまた「脳」に通じ、精神の働きを客観的に対象化する効果があるように思われます。これが昭和初期の一般的な用法だったのか、鏡子夫人特有の言い回しだったのかはよくわかりません。

漱石自身はどうだったのでしょうか。漱石は自然科学に関する造詣も深い人で、これは寺田寅彦との親しい交友の賜物かもしれません。寺田寅彦は優れた物理学者であり、卓抜な随筆家でもありました。「天災は忘れた頃にやってくる」という言葉は彼のものとされ、『吾輩は猫である』の水島寒月や『三四郎』の野々宮宗八は、寺田寅彦がモデルといわれます。

『こころ』という作品で知られる文豪漱石が、こうした交わりの中で「あたま」の問題についてどう考えていたか、興味のもたれるところです。

## 2
# 安息日の叡智

人間には休息が必要です。わかりきったことですが、現実を見るとわかっていないのではないかと思われることが多々あります。周りを見てもそうですし、自分自身についてもそうです。

うつ病の治療にあたって何より大事なのが、薬ではなく休養であることを第2章1で述べました。これはうつ病一般にいえることですが、法外な長さの時間外労働やハラスメントなどのために疲労を重ね、心が折れたというタイプのうつ病であればなおさら休養が必須です。けれどもそうしたときに休養のすすめをすんなり受け入れてもらえるとは限りません。抑うつ状態に陥るまで頑張る人は、得てして責任感の強い人や「無理です」と言えない人であり、そうした人々はドクターストップがかかってもなお、「休んだら他の人に迷惑がかかります」「休まないで続けられるよう、元気の出る薬をください」などと懸命に抵抗するのです。

休まなくても元気でいられる薬など、ありはしません。あるとすれば覚醒剤ぐらいでしょうが、これはいうまでもなく一時的な元気や快感と引き換えに、幻覚・妄想などの精神症状と生涯にわたる依存性をもたらす魔の薬です。疲れたら休むしかありません。本当は疲れきってしまう前に、一日の疲れを一晩の睡眠で解消し、一週間の気疲れを週末の気分転換で解消する、メリハリのきいた生活リズムによって、疲労の蓄積を予防することが望ましいのです。

前項で「脳を大事に」と書きました。具体的に脳をいたわる方法として、先に述べた栄養と並んで重要なのが睡眠です。睡眠は一見、単純な活動停止状態のように思われますが、脳にとってはそれ以上の深い意味をもっています。睡眠中に脳波を観察すると、波形・振幅・周波数などが劇的に変わっていくのがわかります。浅い睡眠から深い睡眠へ、深い睡眠のさなかにREM睡眠と呼ばれる不思議な活動状態がはさまり、それからまた浅い睡眠へ、およそ九〇分で完結するサイクルを繰り返しながら、脳はさまざまなホルモンを分泌し、日中に蓄えた記憶を整理し、翌日の心の働きを準備します。夢を見るのも大事な作業で、そのメカニズムや意味は謎だらけですが、人の心の安定に重要な働きをしていることは間違いありません。

必要な睡眠時間は個人差があるものの、平均して七時間前後の睡眠は必要です。必要な睡眠時間を削って活動時間を増やそうとするのは愚の骨頂というもので、自然の摂理に反するものです。眠いのをこらえてつくった書類が、朝見直してみたら間違いだらけという経験はないでしょうか。「断眠」は最も簡便で強力な拷問の手段でもあります。

まずは眠って頭を休め、さえた頭で取り組むことを習慣づけましょう。「朝のふんべつは、夜よりよい」とフィンランドの民話が教えています（『かぎのない箱』ボウマン、ビアンコ著　瀬田貞二訳　岩波書店）。

さて、七日を一週間とし、週の繰り返しで暦を刻んでいく方式は、明治以降に欧米から入ってきました。これが今では世界中に広まっているのは、それが人間の心身のリズムにかなっているからではないかと思います。

「七日で一巡」という暦の由来をさかのぼると、旧約聖書の天地創造の物語にたどり着きます。「光あれ」という言葉から始めて人間に至るまで、神が六日かけて天地万物を造った後、七日目に休んだという『創世記』の記述が一週間の起源です。ユダヤ教徒はこれに従って第七の日を安息日と定め、この日に労働することを厳格に禁じてきました。現代でも世界中で多くのユダヤ教徒が、安息日の規定を厳格に守っています。

「休んでもよい」のではなく「休まねばならない」と言われると、私たちは「そこまで決めなくても」などと思いたくなります。しかし「休んでもよい」ということは「休まなくてもよい」ということでもあります。結果的に多くの人々が休みを返上し睡眠時間を削るなどして無理を重ね、揚げ句に健康を損なっているのではないでしょうか。診察室で、こんなふうに投げかけてみることがあります。「神さまでさえ、七日目には休まれたのです。生身の人間が七日間、働き通しでいいと思いますか」。

もちろん神さまは、六日間にわたる創造の御業《みわざ》で疲労困憊《こんぱい》したために七日目に休養なさったわけではありません。

天地万物は完成された。第七の日に、……神はすべての創造の仕事を離れ、安息なさったので、第七の日を神は祝福し、聖別された。（創世記2章1、3節）

仕事の後には安息が必要であること、そして安息の時を主が祝福してくださることを示すため、神さまは第七の日を設けてくださったのです。

重ねて言いますが、人間には休養が必要です。「人は休まねばならない」という安息日の命令は深い人間理解と叡智《えいち》の産物であり、休もうとしない私たちへの恵みの指針なのです。

安息の時間を確保したら、次のテーマはその時間の使い方です。どう使おうと自由な時間を実際にどう使うか、そこに私たちの個性や工夫が現れてくるでしょう。それぞれの「からだ」と「あたま」が最もくつろぎ喜ぶような、満ち足りた安息の日を工夫してみたいものです。

## 3　スマホ脳から自然との絆へ

スウェーデンの精神科医が二〇二〇年に書いた『スマホ脳』（アンデシュ・ハンセン著　久山葉子訳　新潮新書）という本があります。スマホの過度の使用が学習や記憶を阻害し、うつ病や睡眠障害のリスクを増すことなどを指摘して国際的なベストセラーになりました。特に印象深いのはその基本的な考え方です。私たちの脳と体は、地球上の自然環境に適応するよりよい手段を模索しながら、悠久の時を経て形づくられてきました。ところが近代に入ってからの科学技術と産業の進歩は、人類が暮らす環境そのものを急激に変えました。その結果、近代以前の環境に合わせてつくられている私たちの脳と体が、新たな環境に対する不適応を起こしているというのです。

これは大変重要な指摘です。焚き火やロウソク程度の明かりしかなかった時代に、太陽とともに起き、太陽とともに休むことを前提として形成された心身のリズムが、エジソンによる人工照明の発明以来、大きく乱されていることはその一例です。これに起因する睡眠障害や、睡眠障害を背景とする精神的変調について考えるだけでも、先の指摘の重要性は容易に理解できるでしょう。メンタルヘルスの大きな攪乱《かくらん》要因がここにあります。

『スマホ脳』の著者は、対策の一つとして運動をすすめています。大いに同感ですが、ついでのことにもう少し広く構えて「自然との絆を回復すること」と言ってみたらどうでしょうか。自然との相互作用の賜物である私たちの身体を、本来の環境に戻してやるのです。運動を織りこみつつ自然との絆を回復する方法として、誰でも思いつくのが山登りでしょう。実際、中高年に達してから山登りの魅力にとりつかれた人々が、私の周囲に何人もいます。昭和生まれのこの人々は、スマホに代表される最近のテクノロジーに脳を乗っ取られることに対して、本能的な危機感を抱いているのかもしれません。

私自身は山登りをしませんが、熱中する気持ちは理解できます。時間をかけて入念に準備し、はるばる長い距離を移動して出かけ、見えない山頂を目指して長い道のりをたどった末、山頂に立って望む景色は例えがたい喜びをもたらしてくれるでしょう。道々出会う動植物、平地とは違う空気の香り、それに対する自分の体の反応などは、忘れていた自然との交感をおあつらえ向きに取り戻させてくれます。

都合のよいことに、日本は島国であると同時に国土の四分の三が山地という山国でもあります。しかも褶曲《しゅうきょく》によってできた大陸型の無骨な山脈と違って、火山が風雨で彫琢《ちょうたく》されて深い森林で覆われた瑞々しい山々が多く、山好きの人々はこの国に生まれたことをさぞ感謝していることでしょう。

目を上げて、わたしは山々を仰ぐ。
わたしの助けはどこから来るのか。
わたしの助けは来る
天地を造られた主《しゅ》のもとから。

古来、広く愛唱されてきた詩編121編1～2節です。ここにいう山々にはシナイ山をはじめとする旧約聖書のさまざまな表象がこめられており、日本の山々と単純に重ねるわけにはいきませんが、天地を造られた主に対する讃仰《さんぎょう》と信頼は共感しやすいところでしょう。体を動かすことは、それ自体多かれ少なかれスピリチュアル（霊的）な意味をもつものですが、とりわけ山登りはその意味合いが強いもののようです。

とはいえ、自然との絆を感じる方法なら、山登り以外にもいろいろあります。単純に、自然の豊かな土地にしばらく滞在するだけでもよいのです。

私の実家は四国の田園地帯にあります。里山を背にして緑に囲まれ、前には二級河川が流れるのどかな田舎です。上下水道が来ていないという不便さにもかかわらず、休暇には必ず帰省していましたが、年齢とともにこの土地をいよいよ好むようになりました。田舎の魅力の一つは、空が広くて地上の人工照明が乏しいため、月や星が鮮やかに見えること、とりわけ月の形を意識できることとです。夕暮れ時、西の空に浮かんでいた三日月が、数日後には中天に蒲鉾《かまぼこ》のような半月となって現れます。そして日ごと夜ごとに膨らみを増し、十五夜には満月となってあたり一面を煌々《こうこう》と照らすのです。

中東の人々は夕方から一日を始めるそうですが、きっと夕空に姿を現す月の位置と形を知って行動を開始するのでしょう。現代人が朝起きてカレンダーを確かめるのと似ています。大空に神与《しんよ》のカレンダーが記され、天体の運行と地上の営みが自然に同調していくのです。

自然との絆を回復することは、メンタルヘルスを整える単純で有効な方法です。先にご紹介したリトリート（第3章12）は自然の中で行うよう推奨されますが、その理由もここにあるのでしょう。外の自然に触れるにつれ、自分の中に備えられた自然のリズムが呼び醒《さ》まされ回復してきます。このリズムがメンタルヘルスを支えてくれるのです。

# *4* 断酒会の奇跡

アルコール依存症をはじめとする各種の依存症と、それが報酬系と呼ばれる脳の回路の乗っ取りと暴走によって起きている可能性について、先に取り上げました（第2章7）。さらに、物質に対する依存ばかりでなくゲームをすることや食べるなどの行為に対する依存という現象が存在し、それが人類の将来に向けて深刻な脅威となっていることに触れました（第2章8）。深刻さの理由の一つは、一般に依存性疾患の治療が極めて困難であることです。

アルコール依存症の治療は「断酒」、すなわち飲酒を中止することがポイントであり、それがすべてです。この単純で難しいことを実行するうえで個人精神療法には限界があり、どんな名医でも進行したアルコール依存症を治療するのは至難のわざでした。

その難事を可能にしたのが、患者の自助グループすなわち断酒会活動です。断酒会の先駆けとされるのは、ＡＡすなわち匿名断酒会（Alcoholics《アルコホーリクス》 Anonymous《アノニマス》）の活動です。ＡＡは一九三〇年代にアメリカで誕生しました。ビルとボブという二人のアルコール依存症者の名前が伝わっています。この二人が出会い、会っては語り合うことを繰り返すようになりました。他人にはとても話せないことを、当事者同士で話し合うこともあったでしょう。「次にあいつと会うまでは、酒を飲まずにしらふでいよう」といった気持ちも働いたかもしれません。ともかく、この二人が会っては語り、会っては語ることを無心に続けるうちに、一人ではどうしてもできなかった断酒にいつしか成功していた、酒を止めることができていたというのです。

一人ではできなかったことを二人でできた、この体験を二人から三人、四人、そして大勢に広げていく形で成立したのがＡＡの活動でした。

ＡＡのミーティングでは、メンバーは名前や地位を明かさず、酒に敗北した一個人としてグループに参加します。それで「匿名断酒会」と呼ぶのです。匿名性を重視するだけに、参加の実態を正確に把握することはできませんが、一八〇を超える国や地域で一二万五千以上のグループが存在し、二〇〇万人以上のメンバーを擁するものと推定されます。わが国でもＡＡは活発に活動し、六〇〇以上のグループに計五八〇〇名以上のメンバーが参加しているとのことです。その影響を受けつつ、実名を名乗って参加する日本型の断酒会が一九五三年に発足し、一九六三年には全日本断酒連盟（全断連）を設立して全国展開しています。

特に専門的な技法を用いることなく、ミーティングを繰り返すだけの断酒会活動に効果があることは、すぐには理解しにくい部分があります。すべての依存症者がこれで回復するわけではありませんし、そもそも「否認」を特徴とするアルコール依存症の患者さんが、断酒会に出てみようという動機をもつまでが難しいのです。

実際の参加者はちょうどビルとボブがそうであったように、酒のためにすべてを失ってしまい、とことん追い詰められたどん底の中で、最後の希望を断酒会に託してやってきた人が少なくありません。けれども断酒会への参加を続けることのできた人は、そうでない人に比べて断酒率や死亡率がはっきり改善され、その効果は調査研究によって裏づけられています。このように断酒会活動は、エビデンスに支えられた治療手段なのです。

それでもなかなか信じてもらうことは難しいし、案外そうした理解は医者の間にこそ強いかもしれません。私の友人の医者の中にも、何度説明してもそんなものが効くはずがないと決めこんで信じない人もあります。専門家というものには、ありがちのことかもしれません。

これと対照的に断酒会の効果にいち早く着目してこれを取り入れたのは、アルコール依存症以外の依存症をはじめとする、精神障害の当事者や家族たちでした。この人たちは何とか回復したくて必死なのですから、効くはずがないなどとのんきなことは言っていられません。効果があると聞けば積極的に試してみる、当事者ならではの熱意とひたむきさが、断酒会の方法論を広く押し広げていく原動力になりました。

先にも述べたとおり、断酒会はこれといった治療理論や回復の秘訣をもっているわけではありません。ただ、厳格で特徴的な約束事があります。すなわち、お互いに一切批判をしないこと。批判ばかりでなく原則として口を出さず、助言すらしません。ただ、他のメンバーの語りにひたすら耳を傾ける、傾聴するというのが大事な約束事です。同時にそこには、固い守秘義務があります。つまり、何を言っても外に漏れることがなく、批判されることがない、同じ悩みを抱える仲間たちが、じっと自分の語ることを聞いてくれるのです。

考えてみれば、私たちは誰しもそのような語らいの場を求めていながら、現実にはなかなか経験できずにいるのではないでしょうか。そのような場につながりつづけることが、不治の病といわれたアルコール依存症から回復する道を開いたのです。それは真に一つの奇跡でした。

後述するとおり、この奇跡はアルコール依存症治療に留まることなく、精神疾患の枠すら超えて大きく展開しつつあります。

## 5　ＡＡの12ステップ

ＡＡ（アルコホーリクス・アノニマス）はメンバーに対して、それまでの社会的役割や文化的背景に一切関係なく、「酒に敗北した一個人」として参加するよう求めます。

ＡＡの場はすべてのアルコール依存症者に対して開かれており、当然ながら宗教の有無や所属宗教を問われることもありません。これほど平等で非差別的な組織も珍しいのではないかと思います。

そのＡＡが固く守っているルールとして、ミーティング開催時には必ず「12ステップ」と呼ばれる独自の綱領を皆で朗読するというものがあります。

まずはその全文を以下に掲げます（ＡＡワールドサービス社の許可のもとに再録）。

１　私たちはアルコールに対し無力であり、思い通りに生きていけなくなっていたことを認めた。

２　自分を超えた大きな力が、私たちを健康な心に戻してくれると信じるようになった。

3　私たちの意志と生きかたを、**自分なりに理解した**神の配慮にゆだねる決心をした。
4　恐れずに、徹底して、自分自身の棚卸しを行い、それを表に作った。
5　神に対し、自分に対し、そしてもう一人の人に対して、自分の過ちの本質をありのままに認めた。
6　こうした性格上の欠点全部を、神に取り除いてもらう準備がすべて整った。
7　私たちの短所を取り除いてくださいと、謙虚に神に求めた。
8　私たちが傷つけたすべての人の表を作り、その人たち全員に進んで埋め合わせをしようとする気持ちになった。
9　その人たちやほかの人を傷つけない限り、機会あるたびに、その人たちに直接埋め合わせをした。
10　自分自身の棚卸しを続け、間違ったときは直ちにそれを認めた。
11　祈りと黙想を通して、**自分なりに理解した**神との意識的な触れ合いを深め、神の意志を知ることと、それを実践する力だけを求めた。
12　これらのステップを経た結果、私たちは霊的に目覚め、このメッセージをアルコホーリクに伝え、そして私たちのすべてのことにこの原理を実行しようと努力した。

いかがでしょう。初めて読んだ人は、さぞ驚くのではないでしょうか。

「自分を超えた大きな力」「神」「祈りと黙想」「霊的に目覚め」、これらの言葉とその用いられ方はキリスト教のそれと寸分違うところがなく、しかもこの12ステップを皆で朗読する姿は教会の礼拝やミサにおける信仰告白のそれと変わるところがありません。

ただ、ＡＡにおいては12ステップの内容に心から賛同し、信じているかどうかを問われることはありません。3と11に「**自分なりに理解した神**」と表現されているのもそのためでしょう。それでも違和感をもったまま形ばかりに唱えているメンバーもあるでしょうし、あるいはそのようなメンバーの方が多いかもしれません。「宗教の有無や宗派は問わない」のが原則なのですから、それでもかまわないのです。しかし、12ステップの朗読そのものはＡＡのミーティングで欠かされることはありません。それが省略されるなら、そのミーティングはＡＡとはいえなくなります。

内心のコミットメントを問うことをせず、しかし朗読そのものは決して欠かさないというＡＡ12ステップの在り方は、私にとって長らく大きな謎でした。ただ、そこに秘められた思想は少しずつわかってくるように感じられます。先に述べたとおり依存性疾患は偶像崇拝の一つの形です（第2章10）。そこから回復する道は、「神ならぬものを神とする」という倒錯を克服することに他ならず、それはとりもなおさず「神を神とし、人を人とする」という人間本来の在り方を回復する他には見いだせないのです。12ステップの朗唱というＡＡのルールは、そのことをメンバーに伝えようとしているのではないでしょうか。

現代人は神を語らなくなりました。そのために悪魔が見えにくくなり、悪魔の誘惑にひどく無警戒になっています。

悪魔と聞けば、角を生やし尻尾のある真っ黒な姿をイメージするのが相場になっていますが、これはもちろん戯画化の産物に過ぎません。聖書の中の悪魔（サタン）は、人を誘惑するものであり、そして試みるものでした。エデンの園で、神が食べることを禁じられた木の実を食べてみるようそそのかした「蛇」の正体は悪魔です（創世記3章）。義人ヨブに災難を与えて試みるよう神に進言したのが悪魔であり（ヨブ記）、主イエスを荒野で試みたのが悪魔でした（マタイによる福音書4章など）。人を依存に誘うのも悪魔に他なりません。

目に見えなくとも実在する悪魔の恐ろしさを知るからこそ、神の加護を人は求めるのです。悪魔を認めず、神を認めなくなっているのが現代人の危うさでしょう。

そうした時代に宗派的色彩を抑えつつ、「自分なりに理解した」形で神を取り戻すよう忍耐強く呼びかける12ステップの方法論は、魂の健康を養おうとする人々に深い示唆を与えているように思われます。

## *6*　無批判の語り合い

あらためて断酒会について。

先にも述べたとおり、断酒会活動にはとりたてて特別の秘訣や治療法があるわけではなく、「批判や助言をせず、互いに語り合い聞き合う」ことを愚直に繰り返すのです。極めて単純なその繰り返しが、不治の難病とされてきたアルコール依存症からの回復につながるということは、考えてみれば不思議であり謎でもあります。この不思議さが、専門家を含む多くの人々に断酒会活動が理解されにくい理由なのでしょう。

依存症のメカニズムとして「報酬系乗っ取り」仮説が有力であることをご紹介しましたが、この仮説も断酒会の謎を解明するものではなく、むしろ不思議さを増すものです。報酬系の乗っ取りという脳の機能の変調に対して、断酒会への参加という単純な行動がなぜ、どうやって効果を現すのか、今のところ説明がつきません。しかし、効果があるのは事実です。今後の研究は、この事実を事実として認めるところから出発しなければなりません。そしてこの謎が解けていくにつれ、脳の機能と人の行動がどのようにつながっているのかという、科学上の大問題についてのヒントが得られることでしょう。

実は、同じような不思議と謎は精神科医療の中に、他にも例があるのです。北海道浦河町の「べてるの家」の活動は、ご存じの方も多いのではないでしょうか。べてるの家は、一九八四年に設立された、精神障害などを抱える当事者の地域活動拠点です。その活動は大変ユニークなもので、地元特産の日高昆布の発送下請けから始め、やがて自ら産地直送事業を行い有限会社を設立するなど、「商売」へのこだわりが特徴の一つです。なぜ「商売」かといえば「苦労が多い」から。「『生きる苦労』という、極めて人間的な、あたりまえの営みを取り戻すために、べてるはこの地で『商売』をはじめた」とホームページに記されています。

それ以上に「べてるの家」を有名にしたのは「当事者研究」でした。例えば統合失調症の場合、幻覚や妄想といった症状をコントロールするうえで抗精神病薬による薬物療法が有効であることは、既に述べたとおりです。抗精神病薬が発明されるまではこの種のコントロールができなかったのですから、薬は有効であると同時に必須でもあります。そのような経過から、私自身を含む精神科医は「幻覚や妄想は薬によらなければ治療できない」と思い込んでいました。実際にはすべての患者さんに薬が効くわけではなく、薬を飲みつづけていても幻覚や妄想が十分改善しないケースは多々ありましたが、そんなときにも私たち医者は、やはり薬の調整に頼るしか対処方法がないものと考えていました。

　ところが「べてるの家」はこの固定観念に真正面から挑戦し、成果を挙げてみせたのです。例えば「幻聴」という症状を「幻聴さん」と呼んで擬人化し、迷惑なお客さんである「幻聴さん」に穏便にお引き取りいただくにはどうしたらよいかということを、当事者同士が知恵を出し合って相談します。医者から与えられる病名とは別に、それぞれの当事者が自分で自分の病名をつけることも行われます。「統合失調症」ではなく「逃亡失踪症」などといった具合です。そして困ったことがあれば、まずは当事者同士で徹底的に話し合うのです。

　こうした活動の結果、従来であれば薬を増やすなり入院するなりの医療的対応に頼るしかなかった当事者たちが、悩みを抱えながら地域生活を続けることに「べてるの家」は成功してきました。活動の基本にあるのは、「三度の飯よりミーティング」というスローガンに表されるミーティング至上主義です。これが断酒会活動と一脈も二脈も通じることは、一見して明らかでしょう。

　さらに、これとよく似た考え方を「オープン・ダイアローグ（open dialogue）」と呼ばれる手法の中に見ることができます。オープン・ダイアローグは統合失調症の患者さんに対する治療方法としてフィンランドで開発されたもので、患者さんに何らかの問題が起きたときには治療チームが招集されて患者宅を訪問し、症状が治まるまで毎日対話するというシンプルな方法を基本とします。そしてここでも「批判をまじえず、ともかく対話する」ことが重要とされるのです。オープン・ダイアローグは時間も手間もかかるやり方ですが、それが実現できたところでは薬物の増量や入院治療をしばしば回避できたと報告されています。

このように「無批判の語り合いを繰り返す」という単純愚直な方法が、断酒会活動やそれに触発された他の疾患の当事者活動、「べてるの家」の当事者研究、さらにはオープン・ダイアローグまで、至るところで試され、効果を上げています。先にも述べたとおり、これからの研究は、これらの活動が現実に有効であるという事実から出発し、そのメカニズムを解きほぐしていく方向へと進むことになるでしょう。

「人はどのようにして回復するのか」という問題を考えるとき、ミーティングという「場」の力の働きは深く大きなヒントを与えてくれるものです。脳の回路の不具合という「もの」の次元の病理に対してすら、これを修正する力が「ひと」の集まりから生まれてくるという事実を、さしあたりよく記憶に留め、活用していかなければなりません。

# 7　この指とまれ～集まるという闘い方

「無批判の語り合い」という断酒会から始まった戦術は、最近では「疾患」というタグ付けなしに世界各地で広がりつつあります。

その一例が「デスカフェ」と呼ばれる活動です。デスカフェは、スイスの社会学者クレッタが創始しました。クレッタは妻と死別した際、そのことについて誰かと話したいと思ったのですが、心を開いて聞いてくれる人はいませんでした。「死」をタブー視して目を背ける風潮は、日本もスイスも変わらないもののようです。そこでクレッタは、カフェで茶飲み話をするような気楽さで「死」について語らえる場所をつくりたいと考え、こうして一九九九年に「デスカフェ」が誕生したのです。

その後、イギリスのアンダーウッドという人物がインターネット上でデスカフェ活動を開始しました。彼の場合は白血病に罹患して自身の死に直面したことがきっかけで、「特定の結論を目指すのではなく、ともかく死について話す」ことを活動の狙いとして強調しています。アンダーウッド自身は二〇一七年に白血病で亡くなりましたが、デスカフェ活動はその後も広がりをみせ、日本でも少しずつ試みられるようになっています。

「死」という重い問題を取り上げていながらカフェ感覚の気軽さと率直さで、特定の結論を目指すことなくひたすら語るということ、ここにもまた「無批判の語り合い」という手法が生かされていることがわかります。日本のデスカフェのある日のミーティングでは、「幼い子どもに『死』についてどう伝えるか」というスピリチュアリティの養いの問題がテーマに選ばれ、いっそうの発展の可能性をうかがわせるものとなっていました。

ここ数年、断酒会、デスカフェ、がん患者と家族の支援グループなど各種のミーティングに参加する機会がありましたが、その度ごとに「無批判の語り合い」という原則に出会い、その潜在的な力を痛感しています。そもそも人は誰かに話を聞いてもらいたいものですが、話をしようとするときには少なくとも三つの不安を乗り越えなければなりません。

第一に、そもそも話を聞いてもらえないのではないかという不安
第二に、批判され、非難されるのではないかという不安
第三に、打ち明けたことを他人に漏らされるのではないかという不安

断酒会型の無批判の語り合いは、この三つの不安を払拭して「安心の場」をそこにつくり

だします。そのような場に置かれると、人はおのずと胸につかえているものを語り始め、そこで大きな安心を得るのです。

こうした活動が続いていくにつれ、語らいの場が一つの居場所として、さらには共同体にまで発展していくことも、ここ数年、繰り返し見てきました。その一例が前項でご紹介した「べてるの家」です。その名に「家」とあるとおり、べてるの集いは精神疾患の治療という狭い枠を超えた生活共同体となり、集う人々に安心感に満ちた居場所を与えています。

本来の「家庭」が他の集団と違うところは何かといえば、そこに集うメンバーが能力や成果にかかわらず、ただその人であるというだけで尊重されることにあるでしょう。しかし現実にはしばしば家庭がこの性格を失い、家族がお互いを条件付きでしか受け入れない現状が至るところで報告されています。

家庭だけでの問題ではありません。適応障害について取り上げた際（第2章3）、日本の社会から従来型のコミュニティがほぼ消滅し、人がコミュニティの支えなしに孤独に生きている現状について触れ、それが適応障害の急増につながっていることを指摘しました。未来に向け、新しいコミュニティの絆を構築することが急務なのですが、その一つの可能性は、このように「無批判の語り合い」から生まれてくる「居場所」に求められるのではないかと私は思います。

断酒会はアルコール依存症の人々、がん患者の支援グループはがんにかかった当事者や家族のための活動であり、とりたてて何の当事者でもない者は集う場所がないだろうと言われそうですが、そうでもありません。断酒会の中には部外者のオブザーバー参加を認めるところがあるように、多くの当事者会は真剣な関心をもつ一般の人々の関わりを歓迎しています。そもそも「死」という問題が誰にとっても自分事であるとするなら、デスカフェなどはすべての人が参加資格をもつ当事者といえるでしょう。

さらに出来合いのミーティングに参加するだけでなく、自らミーティングを立てあげるという選択肢もあります。愛妻との死別に際してクレッタがデスカフェを構想したように、自分が何かの問題を抱えていると感じたとき、同じ悩みを抱える人々に呼びかけ、「守秘義務付きの無批判の語り合い」を開催することは、実は多くの人々が実行できることです。生きづらさを感じる一人の女性がこの種の会を開くというプロットの小説を最近読みました。

「この指とまれ方式」とでも呼びたいこうした活動方式は、誰もが使える単純で有効な闘い方として、私たちの前に開かれています。

# *8* 集いが養う自己肯定

ただ集まるということになぜそれほどの力があるのか、その理由を考えるにつれ、深いところに導かれていきます。

同じ悩みを抱える仲間がいると知ることには、本書の一つのテーマである「孤独」を和らげる効果があります。見知らぬ人と出会うことには誰しも不安がありますが、断酒会やデスカフェのような集まりの場合、同じ悩みや問題意識を共有する当事者同士であることは保証済みです。厳密な意味で当事者でなくとも、同じ問題に真剣な関心をもっている人なら、当事者に準じた仲間と考えることができるでしょう。「自分だけではなかったのだ」という安堵感を与えられることは、集まるという行動の第一の効用です。

そのような場で、これまで人に言えずに抱えていた悩みや思いを自由に語れるのは、同じく重要な第二の効用です。ここで、この種のミーティングにつきものの二つの約束、「守秘義務」と「無批判」ということが生きてきます。前項でも述べたように、困難の中での私たちの悩みは、まず「話を聞いてくれる人が誰もいない」ことに始まりますが、これに続いて生じる懸念が「誰かに話したら、皆に漏れてしまうのではないか」ということ、そして「話しても、批判されるだけではないか」ということでしょう。実際にそうしたことが起き、思いきって話したのを悔やむことは実生活の中で珍しくありません。信頼して打ち明けた相手に裏切られたつらさがもともとの問題に加われば、悩みはいっそう深くなってしまいます。

家族という集団は、本来なら安心して悩みを語れる集まりのはずですが、また別の難しさがあります。家族は日頃から密に交わり、お互いによく知り合っているだけに、相手の話を黙って聞くことがかえって難しいのです。期待したり心配したりしているからこそ、「どうしてそんなことをしたの？」「だから言ったじゃないの！」といった言葉は出やすくなります。「毒親」などというどぎつい言葉も聞かれますが、善意に満ちた温かい家庭の中でも、心から相手のことを案ずるからこそ傾聴が難しくなるというジレンマはありがちです。カウンセラーや精神科医でも、自分の家族の話を聞くのは苦手で難しいものです。

家族の間でも「まず無批判に聞く」ことを意識的に行ってみたらよいかもしれません。実際に無批判の語り合いを続けるにつれ、多くのミーティングの場は次第に家族に似たものに成長していきます。互いに耳を傾け、受け止めようと努めるプロセスの中に、人の品性を高める秘訣が潜んでいるのです。

「自分だけではないとわかった」「心のうちに溜《た》めていたことを話せた」という二つの効果

を土台として、もう一つの大きな効用が生まれてきます。

自分がその場に受け入れられていると実感できること、ひいてはこの世に自分のための居場所があり、自分が存在していてよいのだと感じられること、そこから生まれてくる満ち足りた安心感が第三の効用です。自己肯定感という言葉は、この感覚を指すものです。

こうした安心感をもてずに悩んでいる人が、今日どれほど多いことでしょうか。精神疾患の治療中などに、病気の症状や闘病のストレスのせいで自己肯定感が揺らぐのは、一時的なもので病理としては比較的良性です。それよりも心配なのは、一見何事もなく仕事や学業や日々の生活に専心する人々の多くが、心の底に自己肯定感の低さを抱えていることです。日本人、とりわけ日本の子どもの主観的幸福感の低さや、日本人の自殺率の高さの背景にも、自己肯定感の乏しさが透けて見えます。

自己肯定感は自信とは違います。自信は努力によって培われ、結果を出すことによって育ちます。試合に臨む選手や試験本番前の受験生は、自分の努力を振り返って自信を確かめようとするでしょう。しかし、報われるとは限りません。いずれ劣らぬ努力を積み重ねてきた二つのチームが対戦したとき、勝って努力が報われるのは一方だけです。そして世の中には勝利よりもはるかに多くの敗北が存在し、人生の至るところで自信は繰り返し砕かれるのです。

そうした敗北の中で、なお私たちを支えるのが自己肯定感です。結果を出すことができないときにも人としての自分の価値を信じ、くじけず歩みつづけることを可能にする力のことです。ただ、自己肯定という言葉は「自分で自分を肯定する」とも読めますが、それでは自信と大して違いがありません。むしろ信頼する大きな力によって自分が肯定される経験こそ、本当の安心につながるのではないでしょうか。

「わたしの目にあなたは値高く、貴い」（イザヤ書43章4節より）

以前に勤めていた大学で、精神保健福祉士や臨床心理士を目指す学生・院生が実習に出るとき、決まって口にするのが「自信がありません」という言葉でした。生まれて初めて生身の人間の支援に当たろうとするのですから、自信のないのが当然です。そんなとき、私が彼らにかけたのはこんな言葉でした。

「自信など要らない。自分を信じるのではなく、自分を生かし、ここに立たせている力を信じて行ってきなさい」

無批判の語り合いという単純な手法が生み出す第三の効用は、人を生かすこのような力を養うものであり、すぐれてスピリチュアルな意味をもつものなのです。

## 9　第四の柱　スピリチュアリティ

先にＷＨＯ（世界保健機関）の健康概念に従って、健康を支える三本の柱について考えた際、第四の柱があることを予告しました（第1章４）。そこに話を戻しましょう。

ＷＨＯの発足にあたって健康の定義が公開された一九四八年からちょうど半世紀たったとき、この定義の加筆修正がＷＨＯの委員会に提案されて話題になりました。提案には二つのポイントがありましたが、そのうちの一つが「スピリチュアル問題」とでもいうべきものでした。「身体的・精神的・社会的（physical, mental, social）」に加えて spiritual という語が必要であるという主張、つまり、健康とは「身体的・精神的・社会的に、そしてスピリチュアルに完全に良好な状態にあること」とすべきだというのです。

この提案は、とりわけイスラム文化圏から強い支持があったといわれます。イスラム医学は豊かな歴史的伝統をもっており、とりわけヨーロッパ中世の学問が停滞していた時代に、古代ギリシアの優れた遺産を受け継いで保存・発展させる役割を果たしました。やがてそれがヨーロッパへ逆輸入されて近代の発展につながるのですが、そのような背景もあってかイスラム文化の文脈では「スピリチュアル」という側面が健康に不可欠であるらしいのです。

この提案は本会議での採択が有力視されており、当時わが国の関係者は、これが本決まりになった時に日本語でどう訳すか、頭を痛めていたという話があります。スピリチュアル(spiritual)なら「霊的」とでもする他ないでしょうが、「霊的に良好な状態」とはいったいどういうものなのか。「霊的」と聞けば、「人魂《ひとだま》」に象徴されるような霊界との交流や超常現象、あるいはスピリチュアルヒーリングといったことを思い浮かべる人も多いでしょう。それらはしばしば怪しげであり、控えめにいっても非科学的・非実証的との印象を与えてしまいそうです。

このように「スピリチュアル」という言葉を健康の定義に加えることは、平均的な日本人の言語感覚に照らして違和感があります。まさにそうした違和感の中に、私たちの健康観の一つの盲点があるのかもしれません。幸か不幸か先の提案は、WHO本会議ではさらなる議論を要するとの慎重論に押され、採択に至りませんでした。訳語の選択に頭を悩ませていた人々は安堵したでしょうが、私たちが「スピリチュアル」という視点に触れる貴重な機会を逸したともいえそうです。

「スピリチュアル」という言葉の日本語における落ち着きの悪さは右に述べたとおりですが、実はこの言葉が既に定着し、日常的に用いられている領域があります。緩和ケアの領域におけるスピリチュアルペインがそれです。

例えば、がんなど予後不良の疾患にかかって余命を宣告されたとき、誰しも死生について考えずにはいられなくなります。「なぜ今こんな病気にかかったのか」「どうして今、死んでいかなければならないのか」といった個人的な問いから、「死後の世界はあるのか」「人はどこから来てどこへ行くのか」といった一般的な問い、さらには「命とは何か」「人は何のために生きるのか」といった形而上の問いに至るまで、健康なときには意識しなかったさまざまな自問が人の心を悩ますことになるでしょう。これらはいずれもスピリチュアルな問題であり、本人にとっては切実な問いですが、その答えは医学や医療制度の中には存在せず、当事者は自らその答えを探す他ありません。

こうしたスピリチュアルな悩みのもたらす苦痛が、スピリチュアルペインです。ペイン（痛み）があるなら、癒やしがなくてはなりません。スピリチュアルペインに対して提供されるべき援助をスピリチュアルケアと呼びます。海外の一部では、必要なスピリチュアルケアを受ける患者の権利が、現実の達成度はさておき理念としては認められているとのことですが、日本ではまだまだこの種の問題に対する認知度が低いでしょう。

緩和ケアや全人的医療の提唱者として知られるイギリスの医師シシリー・ソンダースは、がんなどの重い病気にかかった人の経験する苦痛を全人的苦痛（total pain）と捉え、具体的には身体的苦痛、精神的苦痛、社会的苦痛、スピリチュアルペインの四つの側面からなるものと考えました。ＷＨＯの健康の定義に関してみてきた四つの視点が、ここにも現れていいます。そしてその中で、スピリチュアルペインが重要な第四の柱とされていることに留意したいと思います。

三人に一人ががんで死ぬという今日、しかもがんの告知が一般化している中で、がんの治療場面を考えただけでも、スピリチュアルケアの潜在的な需要は極めて大きなものとなっています。そして重篤な病はがんだけではありません。スピリチュアルペインやスピリチュアルケアは、決してホスピスケアだけの課題ではないのです。

病や人生の意味を深く問うことは、病気やけが、長期の闘病などに伴って誰の心にも起きてくることです。精神疾患を患ったとき、心の悩みを抱えたときにも、スピリチュアルペインは生じるでしょう。さらによく振り返ってみるなら、私たちの日常のすべての行動や判断の際に、スピリチュアルな問題はつきまとってくるのです。それが私たちのメンタルヘルスに深く関わることはいうまでもありません。

## 10　スピリチュアリティは現実の力

スピリチュアルペインとスピリチュアルケア、さらに広く人間のスピリチュアルな側面については、考えてみたいことがたくさんあります。いずれ機会をあらためてじっくり扱うとして、ここではスピリチュアリティすなわちスピリチュアルな事柄が、人の心身の健康に深い関わりをもっていることを指摘しておきたいと思います。

アメリカの作家Ｏ・ヘンリーに『最後の一葉』という有名な短編があります。

肺炎にかかったジョンジーという若い女性がなぜか生きる希望を失ってしまい、親友のスーが手ずからスープをつくってすすめても口をつけようとしません。窓から見える壁の蔦《つた》の葉が残り少なくなっているのを見て、最後の葉が落ちるときに自分の人生も終わるのだと思い定め、ひたすらその時を待っています。その夜はひどい吹き降りで、蔦の葉が生き延びる可能性は万に一つもないと思われましたが、翌朝カーテンを開けてみると驚いたことに最後の一枚が無事に生き残っていました。それを見たジョンジーは希望を取り戻し、投げやりで冷笑的な態度をスーに詫びて、食べ物を求めます。

実は生き残った蔦の葉は、階下に住む老画家のベアマンが壁に描いたものでした。ジョンジーは回復しますが、冷たい雨の中で夜を徹して本物そっくりの蔦の葉を描きあげたベアマンは、無理がたたって肺炎を起こしジョンジーの身代わりのように死んでいきます。

よく知られたこの物語は、老画家ベアマンの自己犠牲の物語として読まれることが多いのですが、ジョンジーのスピリチュアルペインをテーマとして読むこともできます。彼女は自分自身を蔦の葉に重ね、襲ってくる風雨の前に無力と絶望にくれていました。世界から見捨てられたと感じ、懸命に世話する親友の厚意を感謝して受け取ることもできなかったのです。その彼女に対して、壁に描かれた蔦の葉は「希望はある」というメッセージを伝えたのです。このメッセージによって生じたスピリチュアルな姿勢の切り替えが、ジョンジーの闘病意欲と身体的な抵抗力の呼び水となったのでした。小説という虚構の形ではあるものの、病気との闘いの中でしばしば決め手となる「生きる希望」について活写したのが、この作品の真価ではないかと思います。

同様の例をもう一つ、児童文学から『母を訪ねて三千里』という物語を挙げてもよいでしょう。高畑勲と宮崎駿コンビのアニメで知られるこの物語は、イタリアの作家デ・アミーチスの『クオレ』の中で語られる挿話が原作です。主人公のマルコ少年は行方不明になった母を探してイタリアから南米のアルゼンチンまで苦しい旅をします。苦労の末ようやく探し当てたとき、母は病気のため手術を受けるよう医者からすすめられていましたが、生きる希望を失っていて手術を受けようとしませんでした。けれども、再会を諦めていた息子が目の前に現れたとき、一転して生きつづけたいと強く望み、手術を受けて一命を取り留めるのです。これまたつくられた話とはいうものの、そこに描かれた真理には誰しも深くうなずくでしょう。生きたいという願いが生きる力を生み出し、希望が可能性を開くのです。もちろん願いや希望の力には限界がありますが、医療や介護の効果を最大限に生かすことができるか、あるいは不十分なままに終わらせてしまうか、それを分ける希望の有無は極めて重要です。

文学作品の中で語られるこうした真実を、精神科医は毎日の診療の中で繰り返し実感しています。うつ病は状況次第で誰でもかかるものであり、また、適切な治療を受けながらよく休養すれば大半が急性期の抑うつ症状からは脱することができます。問題はそれからです。ある人々は順調に回復しスムーズに生活の場へ帰っていくのに対して、他の人々はなぜか回復が滞り停滞してしまいます。そうした違いが生じる背景はさまざまであり、単純に括ることはできないでしょうが、その一つにスピリチュアルな問題があることは明らかです。

もともと確かな生きがいをもち人生を愛していた人であれば、回復の過程は喜ばしいものであり、復帰の日を指折り数えて待ちきれないような気持ちを味わうでしょう。逆に、もともと人生が苦痛であり、生きていくことの意味がよくわからずにいた人の場合、うつ病のつらい症状がとれたことに安堵する一方、帰っていく先の暗さとつらさを思い起こして、回復が滞るのも無理はありません。どんな病気の場合にもあることですが、メンタルな病気の場合にとりわけそれが重要であることは見やすい道理でしょう。

スピリチュアルペインとスピリチュアルケア、つかみどころのない話のようでいて、実は至って明瞭です。キーワードは「希望」と「意味」。人生に意味を見いだせるかどうか、未来に希望をもてるかどうか、要するにそういうことです。

「人生に意味を見いだすことができるかどうか」という言葉は、フランクルの思想と彼の創始したロゴセラピーに関して、私たちが既にみたものでした（64ページ、114ページ）。現実の具体的な問題に取り巻かれ、その対処に追われる忙しい日々の中で、「人生の意味」などという言葉は縁遠く場違いなものに感じられるかもしれません。しかし、私たちの健康と心の安定を深いところで支えるのは、「人生の意味」ということの土台なのです。フランクルは「スピリチュアリティ」という言葉を使わず、「実存」といった表現で彼の思想を表現しました。用いる言葉は違っても、指し示す方角に違いはありません。

スピリチュアリティが人を生かす現実の力であることを、フランクルもまた熟知していました。

# 11　疲れない理由

「患者さんのつらい話や苦しい話を聞きつづけていて、ご自分が疲れませんか？」という質問を時々受けます。「それほどでもありません」と答えることが多いのですが、これはやせ我慢ではありません。確かに患者さんたちは、つらい思いをたくさん抱え、その荷を下ろしたくて診察の場に来られます。けれどもそうした重荷とともに、「元気になりたい」という切実な願いと、健康への強い意志をも携えてくるのです。おのずと伝わる健康なエネルギーをありがたく受け取り、増幅してお返しする、そのようなキャッチボールが働くときには、聞き疲れは驚くほど小さくてすむものです。

新約聖書の中に、出血性疾患で長く患っていた女性が、イエスの衣に触れさえすれば癒やされると信じ、群衆の中でそっと後ろから触れるという場面があります。女性の心を知ったイエスはこう告げます。

「あなたの信仰があなたを救った。安心して行きなさい。もうその病気にかからず、元気に暮らしなさい。」

（マルコによる福音書5章34節）

そしてそのとき、女性の病は癒やされたのでした。

「あなたの信仰があなたを救った」ということの言葉を、私は診療中によく思い出します。「先生のおかげでよくなりました」とおっしゃる患者さんたちに、「あなたの信念と希望があなたを回復させたのです」と言いたいのです。もちろん、自分をイエス・キリストに重ねているのではありません。キリストはいざ知らず、精神科医は闘病者自身が携えてくる健康なエネルギーを頼らずには、たいした仕事はできないでしょう。

病状や生活をめぐって患者さんからあれこれ相談され、「どうしたらいいでしょう？」と聞かれることがよくあります。何とかよい助言をしてあげたいと力んでみても、相談内容は多岐にわたり、こちらの知恵や経験はごく限られていますから、なかなか思うようにはいきません。歯がゆい思いを繰り返していたのですが、あるときふと思いつきました。患者さんたちは医者に相談する前に、自分なりに努力も工夫もしているのではないだろうかと。

そこで「どうしたらいいでしょう？」と聞かれたときに、まず「ご自分では、どうしていらっしゃるのですか？」と聞き返してみることにしました。すると案の定、ほとんどの患者さんは自分で相当の努力や工夫を重ねてきているのです。その中で既に答えが見つかっているのに、そのことに気づいていない、あるいは本当にそれでよいのか確信がもてない、そういうケースも多いのでした。

見つかっている答えを確認し、「それでよいと思います、安心してお続けください」と伝えるだけで患者さんは安堵し、その安心がこちらにも伝染する、これまた先と同じ構図です。

さて、「患者さんが携えてくる健康なエネルギー」というフレーズを前にして、私が真っ先に連想するのは「感謝」という言葉であり、ある女性の患者さんのことです。

仮にAさんとしておきましょう。若いころにつらい生活状況の中で、うつ病に陥って自殺を図り、命は取り留めたものの大きなけがをして義足の生活を余儀なくされました。その後いくらか落ち着いて通院治療を続け、働きながら女手一つで二人の子どもを育てていました。毎日の生活はもちろん楽ではなく、家庭にも職場にも人並み以上のストレスがありました。

そんな状況の中で先の担当医が転勤になり、私が診療を引き継いだのです。外来の診察で一人の患者さんに割ける時間は限られています。当時のそのクリニックでは平均して一〇分が限界だったでしょうか。中には状態がすっかり安定していて五分もあれば十分という患者さんもいますが、さまざまな困難を抱えていくらでも時間の必要な患者さんもいます。回復期のAさんはおそらくもっともっと時間がほしかったでしょう。

けれどもAさんは決して不満を言いません。ときにはメモを手にしながら、与えられた時間を愛おしむように言葉を選んで語り、去り際には「聞いてくださってありがとうございました」と丁寧に挨拶していかれるのでした。そんな面接を繰り返すうちに、Aさんは少しずつ着実に回復に向かい、一時あれほど頼りにしていた治療薬をすべて中止して、外来通院を卒業することができたのです。一〇年以上にわたるAさんとの面接経過を振り返るとき、私が強く印象づけられるのが彼女の「感謝する力」です。「私がこんなに悩んでいるのに、たった一〇分ですか？」と言うこともできたでしょう。けれども実際にはAさんは、その一〇分が自分だけに与えられていることを喜んで感謝し、そのことによって一〇分というわずかな時間を何十倍にも生かして受け取っていったのです。

一度は人生に絶望して命を絶とうとしたAさんが、いったいどこでこんな力としなやかさを取り戻したのか、私にとって一つのミステリーです。ミステリーという言葉はギリシア語のμυστήριον（ミュステーリオン）に由来し、「謎」という意味とともに「神秘・奥義」という意味もある、そのような意味でのミステリーなのです。恵まれた状況にあっても感謝できない私自身のような者があり、不遇の中にあっても感謝を忘れないAさんのような人がいます。その違いがどこから来るのかは謎に包まれていますが、この違いがもたらす結果は明白です。

感謝できる人は回復に近く、その予後は良好です。前項で触れた『最後の一葉』も描いているように、感謝を取り戻したとき、その人は回復に大きく近づくといってもよいでしょう。

## 12 肚《はら》を決めて生きる

不安、孤独、そしてメンタルヘルスについて、さまざまな角度から眺めてきました。

不安や孤独には、その時々の心身の状態や社会の状況次第で強まりもすれば弱まりもする、変動しやすい一面があります。そうした特性を踏まえて不安や孤独と上手につきあい、それぞれの心の安定を図っていきたいものです。また一方では、社会の仕組みの中に存在する不安や孤独の根を掘り起こし、取り除く努力を続けていきたいとも思います。不安も孤独も伝染しやすく、相互関係の中で生じるものですから、自分が安心して暮らしたいと願うなら、皆が安心して暮らせる条件を一緒に探していく方向に、おのずと導かれていくでしょう。不安や孤独の問題に他人事《ひとごと》はありません。今はとりわけそういう時代です。

一方、どれほど社会が望ましい方向に向かったとしても、人がこの地上で生きていくうえで不安や孤独は避けがたいものです。それどころか不安という感情は人の生存に必要ですらあること、孤独に対する恐れもまた分離不安が示すように、人生の根本条件の一つであることを、ここまで見てきました。

そうした現実を生き延びるために、必要な力や条件もまた私たちの内に備えられています。そして健康に向かおうとする人の力が、病の中で力強く発揮される有り様も、既に述べたとおりです。とりわけ、同じ悩みを抱えた人々が集まって語り合うという一見単純なやり方の中には、大きな癒やしの可能性が秘められており、そこから新しいコミュニティが生まれてくる可能性があることを、現代社会は見いだしつつあります。

「はじめに」で述べたとおり、不安や孤独と無縁の生活をむなしく求めるのではなく、不安を抱え孤独に直面しながらも希望をもち、笑顔でいることが私たちの目指すところです。私たちはそのように、肚《はら》を決めて生きていくのです。

威勢のよいことを書きましたが、かく言う私は至って動揺しやすい臆病な人間で、孤独の気配に脅えつつ、今日もまた不安いっぱいの一日を送っている次第です。そんな私が繰り返し思い起こし、励みにしている昔の出来事を最後にご紹介しておきましょう。

医者になってまだ間もない駆け出しのころ、いくつかの事情が重なってひどく心身の調子を落としたことがありました。その困難な時期に何人かの人と偶然に出会い、この人々の助けによって生き延びたことを今でも不思議に思います。

そうした恩人の中に、私よりいくつか年上のN先生という精神科医がいました。苦み走ったいい男という古めの表現がぴったりのダンディな先生でしたが、同時に浄土真宗の僧侶の資格もおもちという、不思議な奥行きのある人でした。当時あれこれの不安でいっぱいだった私は、N先生のところに日参してはとりとめないことを話したり質問したりし、N先生はさぞ面倒だったでしょうに、嫌な顔もせずつきあってくださったのです。

ある日、N先生は浄土真宗の教えの中から「二河譬（にがひ）」という例えを紹介してくださいました。「二河白道（にがびゃくどう）」とも呼ばれるこの例えはしばしば絵に描かれており、その中央には此岸《しがん》（悩みの多いこの世）から彼岸に向かう一本の道が、細く白い線として描かれています。道の左側は火の河が燃えさかり、右側は水の河が逆巻いていて、後ろからは盗賊や獣の群れが追いかけてきます。どちらに転んでも滅びしかない窮境の中、お釈迦様の「逝《い》け」という声、阿弥陀仏の「来たれ」という呼びかけを唯一の頼みとし、人はかろうじて白い道をたどり浄土を目指していく、あらましそういう内容でした。火の河と水の河にはさまれたような不安のただ中にあって、私の心にN先生の話が深く浸み入ったことはいうまでもありません。

考え込んでいる私に、N先生は「君の番だ」とおっしゃいました。N先生がご自身の信心について、とっておきの話をしてくださったのですから、お返しに私から聖書の話を聞かせろとおっしゃるのです。聖書というのは、いったいどういうことが書いてあるのか、話して聞かせるようN先生が促されました。そう言われて、旧・新約66巻の聖書の中から何を話したらよいものか、とっさに思い浮かんだのはイエスの山上の説教です。

記憶を頼りにたどたどしく語るのをN先生は黙って聞いておられましたが、「明日のことを思いわずらうな、明日のことは明日自身が思いわずらうであろう」というくだり（マタイによる福音書6章34節より）にきたとき、やおら深くうなずきました。「明日は、明日自身が思いわずらう」と何度か口ずさみ、そして（実際にはその土地のなまりで）おっしゃったのです。

「すばらしい言葉が聖書にあるのだ。君は、それにしがみついていけばよいではないか」

子どものころから親しんできた、聖書の読者なら誰でも知っている有名なイエスの言葉です。その真価を自分の苦しいときに、浄土真宗の僧侶であるN先生からこんな形で指摘され、感動とも動揺ともつかない感情がこみあげてきました。

「でも先生」と、まだまだ心配な私が聞きます。

「こういう不安って、いったいいつまで続くんでしょうか」

N先生の答えが、その決然とした声とともに鮮やかに記憶に残っています。

「わかりきったことを聞くなよ」とN先生。

「一生続くに決まってるじゃないか」

私の肚は、このとき決まりました。

# おわりに

## 聖書について。

聖書という書物は実におもしろいものです。その魅力は年を経るにつれていよいよ強く感じられ、今では聖書なしの生活を考えることすらできません。

もっとも、うっかりそんなことを言うと「偉いねぇ」と感心され、祈りと善行に常に励む篤信家のレッテルを貼られかねないのですが、これは少々ポイントがずれています。私にとって聖書全巻は、汲めども尽きぬ人間模様の集成であり、類まれなユーモアの殿堂なのです。このおもしろさと豊かさを、なぜ皆がもっと楽しまないのか、不思議でなりません。

不安というテーマに関わる例を一つだけ挙げてみましょう。

聖書の共観福音書（マタイ福音書、マルコ福音書、ルカ福音書）の中に、主イエスが嵐を静める有名な場面があります。イエスと弟子たちを乗せた舟が突風に遭い、舟が波をかぶって水浸しになる中で、イエスは艫《とも》の方で枕をして眠っています。いかにも肚《はら》の座った落ち着きぶりですが、弟子たちはそれどころではありません。眠るイエスを揺り起こし、必死の形相で訴えます。

「先生、わたしたちがおぼれてもかまわないのですか」

（マルコによる福音書4章38節）

思わず出たこの言葉に、弟子たちの浅はかさが端なくも露呈しているのです。「わたしたち」とは、言うまでもなく弟子たちを指すものですが、そこに主イエスは含まれているでしょうか。

一行は同じ舟に乗っているのですから、舟が沈めば皆おぼれてしまいます。理屈で言うなら「わたしたち」は「主イエス＋弟子たち」のはずですが、弟子たちの心理的な現実としてはどうでしょうか。

嵐の中で悠然と眠る主イエスは、どだい異次元の非凡な存在、あなたはそれでいいかもしれませんが、わたしたちはおぼれたら困るのです、眠っていないで何とかしてください、そのように訴える弟子たちの「わたしたち」は、実際には主イエスを抜きにした残りの者たちのことではないでしょうか。

そう見立てて「わたしたちがおぼれてもかまわないのですか」という言葉に注目するとき、思わず苦い笑いが湧いてくるでしょう。日頃あれほど主イエスを慕い、日夜その薫陶に浴していながら、いざ嵐に見舞われると主が共におられることなど消し飛んでしまいます。主の安心を分けていただくのではなく、自らの不安を言い立てて主に談判し、性急に解決を求めるのです。そこに、不安にのまれたときの私たち自身の姿があるのではないでしょうか。

聖書の人間観は深く鋭いもので、人の悪さも弱さも身勝手も、すべて余すところなく白日の下にさらしてみせます。その筆致にはしばしば上質のユーモアの香りがあり、私たちは自分自身の姿を聖書に見いだして苦笑し、嘆息し、考え込むのです。

そんな私たちに向けて、主イエスがおっしゃいます。


「安心しなさい。わたしだ。恐れることはない」と。（マルコによる福音書6章50節）

「わたしだ」と訳されるギリシア語の“ἐγώ《エゴー》 εἰμι《エイミ》”は、「私がいる」とも読むことができます。主が共におられることが安心の源であることを、聖書は一貫して証ししています。

不安の現実を活写しつつ、安心の根拠を指し示す、こころにくいばかりの聖書の魅力です。

祈りについて。

不安とどう対するかを論じたところで、不安をいくつかに区分することを提案しました。そして「自分の力で原因を取り除くことができるものと、自分の力では原因を取り除けないものを区別する」ということを挙げました。

心穏やかに生きていくうえでの大事な心得の一つですが、理解するのは容易でも実行するのは難しいものです。このことを体得した人は人生の達人といえるかもしれません。

そこで紹介したいのが、ラインホルド・ニーバーの祈りとして知られている祈りです。第二次世界大戦中のある日、世界を覆う不安のただ中にある人々に向けて、アメリカの神学者ラインホルド・ニーバーが祈ったとされるのですが、それ以前から知られていたとする異説もあります。誰にもせよこの祈りを祈った人は、先に述べた区別の大切さと困難をよく知っていたに違いありません。

アメリカから導入された匿名断酒会ＡＡ（Alcoholics Anonymous）では、ミーティングの際に12ステップを唱和することを第４章５で紹介しましたが、興味深いことにＡＡでは12ステップとあわせてこのニーバーの祈りを祈ることがもう一つの約束事になっています。

断酒会は宗教活動ではなく、さまざまな宗教の信者や無神論者にも隔てなく開かれているものです。それなのになぜ「祈り」なのか不思議に思う人もあるかもしれませんが、「癒やし」ということを真剣に考えていくならば、どこかでスピリチュアルな問題に突き当たらざるを得ないのでしょう。当事者活動の文脈でご紹介した「浦河べてるの家」でもこの祈りは大切にされ、メロディーをつけて歌われたりもしています。

そもそも「生まれてこの方、祈ったことがない」という人にはめったにお目にかからないもので、人間は本来的に祈るものなのです。「自分は無宗教である」と自認する人が多い日本社会ですら、人は極めてよく祈っているのですが、これについてはまた別の機会に取り上げることにいたしましょう。

本書もまた聖書に軸足を置きながらも、宗教や信条に関わりなく、不安と孤独に直面しながら生きるすべての同世代人にあてて書き進めたものでした。ＡＡに倣って、その最後を「祈り」で締めくくることをお許しいただきたいと思います。

God, give us
serenity to accept what cannot be changed;
courage to change what should be changed;
and wisdom to distinguish the one from the other.

神よ、
変えることのできないものを受け入れる平安、
変えるべきものを変える勇気、
そしてその両者を見分ける知恵を、
どうぞ私たちに与えてください。

二〇二四年一一月

石丸昌彦

石丸昌彦（いしまる　まさひこ）
Ishimaru Masahiko
1957年生。愛媛県出身。1979年東京大学法学部卒業。1986年東京医科歯科大学医学部卒業。1994〜97年米国ミズーリ州ワシントン大学精神科留学。1999年東京医科歯科大学難治疾患研究所講師。2000年〜桜美林大学助教授、教授を経て、2008年〜放送大学教授。専攻は精神医学。キリスト教メンタルケアセンター（CMCC）副理事長。日本基督教団柿ノ木坂教会員。

著書に『死生学入門』（放送大学、2014年）、『統合失調症とそのケア（キリスト教カウンセリング講座ブックレット8）』（キリスト新聞社、2010年）『健康への歩みを支える―家族・薬・医者の役割（同ブックレット19）』（同、2016年）、『神さまが見守る子どもの成長―誕生・こころ・病・いのち』（日本キリスト教団出版局、2020年）『老いと祝福』（同、2022年）『精神疾患とは何だろうか』（左右社、2021年）。訳書にH.スチュアート、F.アルボレダ-フローレス、N.サルトリウス著『パラダイム・ロスト―心のスティグマ克服、その理論と実践』（中央法規出版、2015年）など。

# 不安と孤独の処方箋
## ― 病の教訓、聖書のヒント

2024年12月2日発行

著　者　石　丸　昌　彦
発　行　日本キリスト教団出版局
〒169-0051　東京都新宿区西早稲田2-3-18
電話・営業03（3204）0422、編集03（3204）0424
https://bp-uccj.jp
印刷・製本　ディグ

ISBN978-4-8184-1179-1　C0036　日キ販
Printed in Japan